AF564238

CONTRE-POISONS

DE L'ARSENIC,

DU SUBLIMÉ CORROSIF,

DU VERD-DE-GRIS ET DU PLOMB.

CONTRE-POISONS
DE L'ARSENIC,
DU SUBLIMÉ CORROSIF,
DU VERD-DE-GRIS ET DU PLOMB.

Suivis de trois Dissertations intitulées :

LA première, RECHERCHES Médico-Chymiques sur différens moyens de dissoudre le Mercure, &c.

LA Seconde, EXPOSITION de différens moyens d'unir le Mercure au Fer, &c.

LA troisième, NOUVELLES Observations sur l'Ether, &c.

Par M. PIERRE-TOUSSAINT NAVIER, Docteur en Médecine, Conseiller-Médecin du Roi pour les maladies épidémiques dans la Province & Généralité de Champagne ; Correspondant de l'Académie Royale des Sciences de Paris, Membre de l'Académie des Sciences, Arts & Belles-Lettres de Châlons-sur-Marne, & de la Société & Correspondance Royale pour les épidémies.

TOME PREMIER.

Prix, 4 liv. 10 s. les deux Volumes brochés.

A PARIS,

Chez La Veuve MÉQUIGNON & fils, Libraires, rue de la Juiverie, en la Cité. DIDOT le jeune, Libraire de la Faculté de Médecine, Quai des Augustins.

M. DCC. LXXVII.

Avec Approbation, & Privilége du Roi.

A MONSEIGNEUR TURGOT,

Ministre d'Etat, ancien Contrôleur-Général des Finances.

MONSEIGNEUR,

VOTRE zèle pour le bien public a toujours dirigé le plan des travaux auxquels vous vous êtes voué en faveur de l'humanité. Conduit par le même motif, vous avez applaudi aux productions & aux découvertes des Sçavans, à proportion de leur tendance directe au bien-être & au soulagement de leurs Concitoyens. Celles dont je me suis occupé, MONSEIGNEUR, ont mérité sous ce point de vue, l'attention & l'accueil favorable de VOTRE GRANDEUR. *Vous avez même voulu connoître mes recherches & mes observations sur les épidémies, sur la peste, & sur les autres maladies contagieuses qui sont l'objet de mes soins assidus depuis plus de trente ans. Mon travail sur les Contre-Poisons m'a donné lieu de vous communiquer, d'après vos ordres, la connoissance de plusieurs abus destructeurs de la santé & de la vie des Citoyens, & de vous indiquer les moyens que je propose pour y remédier. L'intérêt particulier que vous voulez bien prendre à cet Ouvrage, m'inspire la confiance de vous en faire l'hommage. D'ailleurs, rien n'est plus ca-*

pable, MONSEIGNEUR, de lui concilier la faveur du public éclairé, que de le lui présenter sous les auspices du Protecteur & de l'Ami des sciences & des Sçavans.

Je suis avec un profond respect,

MONSEIGNEUR,

Votre très-humble & très-obéissant serviteur,
P. T. NAVIER.

A Châlons-sur-Marne, ce 10 Juillet 1776.

APPROBATION.

J'AI lu, par ordre de Monſeigneur le Garde des Sceaux, un Manuſcrit, intitulé : *Contre-Poiſons de l'Arſenic, du Sublimé Corroſif, du Verd-de-gris & du Plomb*, &c. Par M. PIERRE-TOUSSAINT NAVIER, Docteur en Médecine, &c. Cet Ouvrage neuf dans toutes ſes parties, réunit des découvertes très précieuſes à l'humanité, & très utiles à l'Etat. La Matière médicale ſera redevable à M. Navier, de ſecours inconnus dont il l'enrichit, & la Médecine pratique s'empreſſera d'adopter avec reconnoiſſance, les reſſources ineſtimables qu'il crée & qu'il multiplie en ſa faveur.

A Paris ce 15 Avril 1777. MISSA.

PRIVILEGE DU ROI.

LOUIS, par la grace de Dieu, Roi de France & de Navarre : A nos amés & féaux Conſeillers, les Gens tenans nos Cours de Parlement, Maîtres des Requêtes ordinaires de notre Hôtel, Grand-Conſeil, Prevôt de Paris, Baillifs, Sénéchaux, leurs Lieutenans Civils, &

autres nos Justiciers qu'il appartiendra, SALUT. Notre amé le Sieur NAVIER, Nous a fait exposer qu'il desireroit faire imprimer & donner au Public, un Ouvrage intitulé : *Contre-Poisons de l'Arsenic, du Sublimé corrosif, du Verd-de-gris, & du Plomb, &c.* s'il nous plaisoit lui accorder nos Lettres de Privilége pour ce nécessaires : A CES CAUSES, voulant favorablement traiter l'Exposant, nous lui avons permis & permettons par ces Présentes, de faire imprimer ledit Ouvrage autant de fois que bon lui semblera, & de le vendre, faire vendre & débiter par tout notre Royaume, pendant le tems de six années consécutives, à compter du jour de la date des Présentes. Faisons défenses à tous Imprimeurs, Libraires, & autres Personnes, de quelque qualité & condition qu'elles soient, d'en introduire d'impression étrangère dans aucun lieu de notre obéissance : comme aussi d'imprimer, ou faire imprimer, vendre, faire vendre, débiter, ni contrefaire ledit Ouvrage, ni d'en faire aucuns extraits sous quelque prétexte que ce puisse être, sans la permission expresse & par écrit dudit Exposant, ou de ceux qui auront droit de lui, à peine de confiscation des Exemplaires contrefaits, de trois mille livres d'amende, contre chacun des contrevenans, dont un tiers à Nous, un tiers à l'Hôtel-Dieu de Paris, & l'autre tiers audit Exposant, ou à celui qui aura droit de lui, & de tous dépens, dommages & intérêts. A la charge que ces Présentes seront enregistrées tout au long sur le Registre de la Communauté des Imprimeurs & Libraires de Paris, dans trois mois de la date d'icelles; que l'impression dudit Ouvrage sera faite dans notre Royaume & non ailleurs, en bon papier & beaux caractères, conformement aux Règlemens de la Librairie, & notamment à celui du dix Avril mil sept cent-vingt-cinq, à peine de déchéance du présent Privilége; qu'avant de l'exposer en vente, le Manuscrit qui aura servi de copie à l'impression dudit Ouvrage, sera remis dans le même état où l'Approbation y aura été donnée, ès mains de notre très-cher & féal Chevalier, Garde des Sceaux de France, le Sieur Hue de Miroménil, qu'il en sera ensuite remis deux Exemplaires dans notre Bibliothèque publique, un dans celle de notre Château du Louvre, un dans celle de notre très-cher & féal Chevalier, Chancelier de France, le Sieur de Meaupou, & un dans celle dudit Sieur Hue de Miroménil, le tout à peine de nullité des Présentes: du contenu desquelles vous mandons & enjoignons de faire jouïr ledit

Expoſant, & ſes ayant-cauſes, pleinement & paiſiblement, ſans ſouffrir qu'il leur ſoit fait aucun trouble ou empêchement. Voulons que la copie des Préſentes, qui ſera imprimée tout au long, au commencement ou à la fin dudit Ouvrage, ſoit tenue pour duement ſignifiée, & qu'aux copies collationnées par l'un de nos amés & féaux Conſeillers-Secrétaires, foi ſoit ajoutée comme à l'original. Commandons au premier notre Huiſſier ou Sergent ſur ce requis, de faire pour l'exécution d'icelles, tous actes requis & néceſſaires, ſans demander autre permiſſion, & nonobſtant clameur de Haro, charte Normande, & Lettres à ce contraires: Car tel eſt notre plaiſir. Donné à Paris, le ſixième jour du mois d'Août, l'an de grace mil-ſept-cent-ſoixante-dix ſept, & de notre Règne le quatrième. Par le Roi, en ſon Conſeil.

LE BEGUE.

Regiſtré ſur le Regiſtre de la Chambre Royale & Syndicale des Libraires & Imprimeurs de Paris, n°. 9[illegible]1, fol. 402, conformément au Règlement de 1723, qui fait défenſes article IV, à toutes perſonnes de quelque qualité & condition qu'elles ſoient, autres que les Libraires & Imprimeurs, de vendre, débiter, faire afficher aucuns livres pour les vendre en leurs noms, ſoit qu'ils s'en diſent les Auteurs ou autrement, & à la charge de fournir à la ſuſdite Chambre, huit Exemplaires preſcrits par l'article CVIII du même Règlement. A Paris, le 12 Août 1777.

A. M. LOTTIN, l'aîné, Syndic.

TABLE DES CHAPITRES.

PREMIÈRE PARTIE.

DE L'ARSENIC.

DEUXIÈME PARTIE.

RECHERCHES SUR LES EFFFTS VÉNÉNEUX DU SUBLIMÉ CORROSIF, ET SUR LES MOYENS D'Y REMÉDIER.

TROISIÈME PARTIE.

Du Verd-de-gris.

§.

Fin de la Table.

Fautes à corriger dans le premier Volume.

PAGE 25, *ligne* 17, Ce qu'il prouve; *lisez* Mélange de l'hepar alkalin avec l'eau arsenicale.

P. 29, *lig* 2, Conséquences qui en résultent; *lis.* Examen des résultats du premier procédé; ses conséquences.

P. 33, *lig.* 11, TROISEME, *lis.* TROISIEME.

P. 37, *lig.* 21, mercuriale, *lis.* mercurielle.

Ibid *lig.* 22, devenu, *lis.* devenue.

P 43, *lig.* 4, éteit, *lis* étoit.

P. 44, *lig.* 4, martière, *lis.* matière.

P. 49, *lig.* 19, Addition de cet hepar à l'eau, *lis.* Mélange de cet hepar avec l'eau.

P. 64, *lig.* 15, précipité, *lis.* précipitée.

P. 71, *lig* 13, corrosion, *lis* action corrosive.

P. 76, *lig.* 7, PEMIER, *lis.* PREMIER.

P. 117, *lig.* 17, corrosive, *lis.* corrective.

P. 124, *lig.* 22, odeur laiteuse plus, *lis.* odeur plus.

P. 148, *lig.* 9, portent, *lis.* porte.

Ibid *lig* 10, mettent, *lis.* met.

P 170, *lig.* 5, marres, *lis.* marcs.

P. 192, *lig.* 21, Wapferus, *lis* Wepfer.

P. 210, *lig.* 26, l'art pyrothecnique, *lis.* la Pyrothechnie.

P. 139, *lig.* 14, contient un gros, *lis.* contient, par livre, un gros.

P. 243, *lig.* 23, *an colicis figulis venæ sectio*, lis. *an colicis figulinis venæ sectio?*

P 272, *lig.* 26, attrireroit, *lis.* attireroit.

P. 293, *lig.* 3, entraînent, *lis.* entraîne.

P. 325, *lig.* 6, elle, *lis.* elles.

P 343, *lig* 13, substiuer, *lis.* substituer.

P. 349, *lig* 20, akali, *lis.* alkali.

Ibid. *lig.* 21, sain, *lis.* salin.

P. 353, *lig* 3, ne, *lis* en.

P. 356, *lig.* 15, giastrique, *lis.* gastrique.

LETTRE

De M. Navier, Médecin de la Faculté de Paris.

A M. Missa, Docteur Régent, & ancien Professeur de la même Faculté, ancien Médecin des Camps & Armées du Roi, aggrégé honoraire au Collége Royal des Médecins de Nancy, de l'Académie Royale des Sciences, Arts & Belles-Lettres de Châlons-sur-Marne, Censeur Royal &c., contenant des Essais sur les Poisons & sur les Contre-Poisons; *pour servir d'introduction aux* Contre-Poisons de l'Arsenic, du Sublimé corrosif, du Verd-de-gris & du Plomb.

Monsieur,

Je vous dois plusieurs des réflexions sur les poisons & sur les contre-poiſons, que mon pére me permet de mettre à la tête de ſon Ouvrage. Vous m'avez engagé à rédiger mon travail ſur cet objet, d'une manière ſuccinte & en forme d'introduction. Permettez, Monſieur, que je tire avantage du ſuffrage honorable que vous voulez bien accorder à cette production, en la jugeant digne de paroître conjointement avec un Ouvrage fait pour paſſer à la poſtérité.

On appelle poiſon, toute ſubſtance qui tend eſſentiellement à détruire l'œconomie animale, ſoit en attaquant l'organiſation des ſolides, ſoit en détruiſant dans les fluides les qualités néceſſaires à l'exercice de la vie.

Sans nous arrêter à la curation particulière que demande chaque eſpèce de poiſon, conſidérons les principes généraux qui doivent nous guider dans le traitement des empoiſonnés. Il y a deux choſes à conſidérer dans un malade empoiſonné ; d'un côté le changement phyſique établi dans le corps animé ſouffrant ; de l'autre la nature du poiſon qui a opéré ce changement. Ce ſont-là les deux ſources de nos indications. Mais ſouvent l'œconomie animale ſeroit également détruite par les ſubſtances oppoſées directement à la nature du poiſon dont elle eſt infectée ; & le principe admis juſtement, *que les contraires ſe guériſſent par les contraires*, doit être ici ſoumis à quelque modification.

Ces premières conſidérations établies, l'indication curative eſt renfermée dans ces trois objets principaux :

1°. De brider l'action des poiſons, & même de changer leur nature, en les combinant avec d'autres ſubſtances. 2°. De les expulſer hors du corps. 3°. De réparer autant qu'il eſt poſſible, les déſordres qu'ils ont occaſionnés dans la ſtructure organique des parties. On eſt ſouvent même obligé d'aller ſur le champ au-devant des ravages trop rapides des poiſons, avant que de s'occuper des moyens de changer leur nature. De là, deux ſortes de méthodes; méthode palliative & méthode curative. Rien n'eſt plus connu que la méthode palliative. Les boiſſons abondantes, le lait, les huiles, les mucilages ſont les ſecours qu'elle admet. Le traitement palliatif ſuffit quelquefois pour opérer la guériſon; parce que les efforts de la nature venant à ſon ſecours, font rejeter hors des premières & des ſecondes voies les ſubſtances vénéneuſes qui s'y étoient introduites. Le Médecin ſe trouve alors déchargé du ſoin de corriger le poiſon; ſon miniſtère ſe réduit à réparer autant qu'il eſt en lui, le mal produit par ſon ſéjour. Mais quand les molécules des poiſons ſe ſont fixées ſur les fibres, & que, portées par différens véhicules, elles ſe ſont inſinuées dans leurs interſtices; alors ſi la nature ne ſe prête point à les faire ſortir, ou que ſes efforts ſoient inſuffiſans pour en expulſer la totalité, il eſt indiſpenſable d'avoir recours à la méthode vraiment curative. Elle conſiſte ou à réveiller fortement la nature pour la forcer à ſe débarraſſer des molécules nuiſibles qui ont contracté adhérence avec le corps; ou à détruire l'action des parties vénéneuſes, en les neutraliſant pour ainſi dire, par des ſubſtances analogues & que l'obſervation ſeule a pu découvrir.

C'eſt à la première manière qu'on doit rapporter le traitement des coliques des Peintres & de toutes les coliques métalliques, mis en uſage à l'Hopital de la Charité de Paris. Perſonne n'ignore les excellentes diſſertations que nous devons ſur cette matière à des Médecins très célèbres de la Faculté de Paris, MM. Dubois, Aſtruc, Combaluſier, Bouvart, &c.

La ſeconde eſpèce de curation s'opère par les contre-poiſons proprement dits, qui méritent peut-être ſeuls le titre de ſpécifiques. Mais malheureuſement il faut convenir qu'il en exiſte très peu de connus, que la découverte en eſt difficile, & que celles qui ſe font en ce genre ſont infiniment rares & précieuſes.

Les trois règnes de la nature fourniſſent des poiſons. Les différences qui caractériſent les règnes diſtinguent auſſi les poiſons qui en ſortent; & elles doivent être préſentes à l'eſprit du Médecin obſervateur, lorſqu'il entreprend des recherches ſur les ſpécifiques qui les combattent. Car toutes les fois que l'on ſubſtitue le haſard, le merveilleux, le miraculeux dans l'ordre naturel, au flambeau de la Phyſique, aux lumières de l'analogie, il eſt bien difficile que l'on ne s'égare; & l'on ne produit ordinairement que des lueurs éphémères qui ne reçoivent d'aliment que du préjugé, & qui ſe diſſipent bientôt avec lui. Les poiſons, comme toutes les autres ſubſtances, ſont beaucoup plus compoſés dans le règne animal que dans le règne végétal, dans celui-ci que dans le règne minéral. Les principes conſtitutifs deviennent par conſéquent plus compliqués & plus exaltés ſuivant cette gradation, à raiſon de l'atténuation & de l'élaboration qu'ils ont ſubi par le travail non interrompu de la nature. Cette compoſition, cette complication des ſubſtances venéneuſes préſentent des obſtacles plus ou moins grands aux recherches phyſiques & raiſonnées ſur les contrepoiſons; & l'on peut établir pour principe que la découverte des *Contre-poiſons* ou *Spécifiques* eſt plus difficile dans le règne animal que dans le règne végétal, & dans celui-ci que dans le règne minéral.

Si nous jetons un coup d'œil ſur les poiſons animaux, nous appercevrons facilement qu'on doit ranger dans leur claſſe, non-ſeulement ceux que les animaux étrangers à l'homme peuvent introduire dans ſon corps, comme le virus de la rage, le venin de la vipère, celui de la tarentule, &c. mais encore ceux qui ſe forment, ſe développent, ſe propagent chez l'homme & dans l'intérieur de ſon corps. Tels ſont les virus contagieux de la peſte, de la petite vérole, le virus vénérien & les germes de beaucoup d'autres maladies. Parmi les poiſons ou virus animaux, les uns ſe développent avec la plus grande rapidité, & conduiſent en peu de tems l'œconomie animale à deux doigts de ſa perte. C'eſt ainſi qu'agiſſent le venin de la vipère, le virus de la peſte, celui de la petite vérole & celui de la rage. D'autres virus moins prompts & moins dangereux laiſſent le tems de revenir ſouvent à la charge; ſavoir le virus vénérien & toutes les cauſes de maladies chroniques que l'on attribue aux acrimonies & impuretés du ſang; termes trop vagues cependant pour donner des idées préciſes ſur leur nature.

Quelque dangereux que ſoient la plupart de ces virus animaux, on ne peut diſconvenir que la nature a plus de priſe ſur eux que ſur les poiſons des deux autres règnes; que ſes forces réunies & le mouvement augmenté par une fièvre aiguë ſont dans pluſieurs occaſions, ſuffiſans pour anéantir le poiſon, pour en dépurer la maſſe des humeurs; pourvu toutefois que le vaſe dans lequel ſe paſſe l'effervescence animale ne ſoit pas trop fragile, & ne ſe briſe pas avant la fin de l'opération.

Beaucoup de virus animaux paroiſſent d'ailleurs altérer de préférence la partie lymphatique du ſang, que des Praticiens célèbres conſidèrent comme une matière gommeuſe ou mucilagineuſe analogue au blanc d'œuf. Cette matière gommeuſe, dépravée par le virus morbifique, devient à ſon tour l'inſtrument dont la nature ſe ſert pour opérer la clarification des humeurs, & porter les mauvais levains vers les différens organes excrétoires, ſur-tout vers celui de la peau (*a*). Ainſi nous ſommes ré-

(*a*) Voyez la manière intéreſſante dont cette théorie eſt développée dans une thèſe ſoutenue en 1776, aux Ecoles de Médecine de Rheims, ayant

compenſés, par l'efficacité des efforts de la nature & par l'abondance de ſes reſſources, de la diſette des ſpécifiques propres à combattre les venins qui ſe forment au-dedans de nous. A Dieu ne plaiſe cependant que nous veuillons préſenter la découverte des contre-poiſons animaux comme impoſſible, & détourner qui que ce ſoit de s'en occuper. Nous mettons ſeulement ſous les yeux la difficulté de parvenir à la connoiſſance des virus animaux & de leurs ſpécifiques, & la foule des illuſions que l'on peut ſe faire ſur cet objet (*a*). Car c'eſt encore une queſtion

---

pour titre *an cutis gummoſa ſanguinis materia organum ſecretorium* ? M. J. C. NAVIER mon frère, Docteur en Médecine à Rheims en Champagne, eſt l'Auteur de cette thèſe.

(*a*) On ne peut attribuer qu'à l'enthouſiaſme pour les ſpécifiques, la témérité avec laquelle on adminiſtre intérieurement aujourd'hui des poiſons dangereux, tels que le *Verdet* ou *Verd-de-gris*, *l'Arſenic*, *les préparations de Plomb*, & beaucoup d'autres ſubſtances vénéneuſes de trois règnes, &c,

jrréſolue, & que nous ne prétendons pas décider, que la manière dont agiſ-

---

dans la vue de guérir des maladies chroniques, rébelles & invétérées. Le même enthouſiaſme porte en même-tems à décréditer injuſtement des remèdes ſalutaires & innocens adoptés par la ſaine Médecine, afin de leur ſubſtituer, d'une manière plus générale, les remèdes prétendues nouveaux que l'on propoſe preſque toujours ſous le ſceau du ſecret.

Par quelles expériences s'eſt-on aſſuré de l'analogie des poiſons que l'on adminiſtre avec les virus morbifiques que l'on veut attaquer ? Quels moyens employe-t-on pour empêcher les déſordres qu'ils doivent occaſionner dans les ſolides & dans les fluides du corps avant que de parvenir au ſiége de la maladie ? En un mot, ceſſent-ils d'être poiſons, parce que l'intention de celui qui les adminiſtre, eſt d'en faire des médicamens ſans rien changer à leur nature ?

D'ailleurs les obſervations ſur leſquelles s'appuyent les Auteurs de ces prétendues découvertes ſont ſuſpectes à beaucoup d'égards : elles ne ſont faites le plus ſouvent que par eux mêmes, il y a peu de témoins, & ces témoins ſont rarement choiſis dans la claſſe des Praticiens éclairés. On évite ſur-tout de les ſoumettre à l'examen d'une

ſent les remèdes qui ont eu juſqu'ici le ſuccès le plus général & le plus conſ-

---

Compagnie de Médecins, ſous prétexte que le remède ſeroit divulgué, & que l'on en perdroit la propriété. (Ce prétexte eſt fondé, j'en conviens, & il ſeroit à deſirer qu'on prît des meſures pour y obvier.) Les malades enivrés du ſoulagement momentané qu'on leur procure, peut-être par des moyens acceſſoires à l'emploi des remèdes vénéneux, s'empreſſent de préconiſer la nouvelle découverte & ſon Auteur.

Rien certainement n'eſt plus propre à ſéduire; cependant le Médecin inſtruit & clairvoyant ne ſe laiſſe point éblouir. Il obſerve de plus près : & le deſir naturel à un Auteur de tirer un parti avantageux d'un remède propoſé comme nouveau, ſuffit pour lui inſpirer la réſerve, juſqu'à ce qu'un examen ſcrupuleux & impartial ait décidé ſur ſes propriétés, & ſur ſon efficacité.

Qu'on ceſſe donc d'imputer calomnieuſement à la Faculté de Médecine des motifs injuſtes, lorſqu'elle réclame, avec un zèle égal à ſon amour pour le bien public, contre des abus auſſi pernicieux. Trop ſouvent les conſéquences funeſtes qu'elle a prévu ſe réaliſent, & la juſtice que l'on finit par lui rendre d'après les évènemens, n'eſt point capable d'en réparer la fatalité.

taté. En effet, agiſſent-ils comme ſpécifiques des virus, ou comme atténuans de la lymphe ?

Si nous nous tournons vers le règne végétal, quelle immenſité de recherches ne préſentent point au Médecin les poiſons qu'il fournit & les contre-poiſons qu'on peut leur oppoſer ? On ne peut enviſager, ſans admiration & ſans une vive reconnoiſſance, les lumières qu'ont répandu ſur cette partie, les travaux de beaucoup de Médecins éclairés, & même d'autres Savans ; mais il n'entre point dans mon objet de paſſer en revue ce qu'ils ont conſigné dans leurs Ecrits. Il exiſte aſſez d'habiles Compilateurs pour rendre à l'envi ce ſervice au Public. Je me borne à des conſidérations très générales, relatives aux correctifs, ſpécifiques ou contre-poiſons que l'on peut propoſer contre les poiſons végétaux. Malgré la diverſité des poiſons végétaux, quant à leur nature & leur manière d'agir, qui eſt très-ſenſible, lorſque l'on obſerve les effets des Pavots, des Ciguës, des *Solanum*, des *Stramonium*, des *Thymelea*, de la Noix vomique, de l'Aconit, &c. ils ont cependant tous entr'eux un point de réunion. Leurs principes, ſortis de l'inertie propre au règne minéral, & développés par le méchaniſme inconnu de l'organiſation végétale, obtiennent un degré conſidérable d'atténuation qui les approche de la ſubtilité des principes des virus animaux. D'un autre côté, ils ne ſont point encore aſſez éloignés du règne minéral pour avoir dénaturé tous les principes qu'il leur a fourni. On en retrouve même pluſieurs preſque intacts par l'analyſe chymique, tels que les ſels fixes & les principes terreux. Ainſi les poiſons végétaux occupent, comme toutes les autres ſubſtances de ce règne, un milieu plus ou moins déterminé, entre les ſubſtances veneneuſes du règne animal & celles du règne minéral. L'action organique a donc en général plus de priſe ſur eux que ſur les poiſons minéraux, & moins que ſur les virus animaux ; mais ſi nos organes ſont plus impuiſſans pour corriger par eux-mêmes les poiſons végétaux, qu'ils ne le ſont à l'égard des virus animaux, il eſt d'un autre côté moins difficile à l'art de trouver dans la nature des correctifs plus ou moins efficaces de leurs qualités nuiſibles. Auſſi nous voyons qu'on eſt parvenu, par les lumières de la Chymie réunies à celles de la Médecine, à corriger efficacement pluſieurs ſubſtances venéneuſes du règne végétal, & à les convertir ſans danger à l'uſage de l'homme malade & même en ſanté.

Cependant, quelques combinaiſons que l'on ait imaginé, pour corriger le principe virulent, qui rend l'action de l'*Opium* redoutable dans beaucoup de cas, y eſt-on encore parvenu ? Les affinités directes qui pourroient opérer ces précieux effets dans l'*Opium* comme dans la plupart des poiſons végétaux, ne ſont-elles pas pour nous un myſtère auſſi caché qu'il l'étoit pour les Anciens? Avons-nous droit de les blâmer d'avoir imaginé des médicamens très composés, tels que la thériaque, le mithridate, &c. pluspour chasser fortement que pour combattre des poisons dont ils ne connoissoient pas la nature? N'avoient-ils pas, au contraire, saisi le point de vue le plus conforme à la raison? Ils ne connoissoient la plupart des poisons que par leurs effets. La célérité & l'énergie de leur action leur faisoit soupçonner avec raison une très grande subtilité dans les principes pernicieux de ces substances, qui éludoit tous les secours que l'on avoit coutume d'administrer. Réunir pour les attaquer tout ce qu'ils connoissoient de plus subtil dans la nature, & de plus ami en même tems de l'œconomie animale, & en composer un alexipharmaque salutaire dans plusieurs autres circonstances, étoit sans doute ce que l'on pouvoit attendre de grands Médecins observateurs, mais privés des lumières que des travaux &

des découvertes ultérieures ont fait luire ſur notre ſiècle.

Si la compoſition & la complication des principes dans les poiſons du règne végétal & du règne animal ſont des obſtacles très conſidérables à la découverte des contre-poiſons ſpécifiques qu'on pourroit leur oppoſer, il s'enſuit donc que ceux du règne minéral préſenteront moins de difficultés; car toutes les ſubſtances de ce règne ſont infiniment moins compoſées que celles des deux autres, & s'approchent beaucoup de la ſimplicité élémentaire. Mais à meſure que nous nous éloignons d'un danger, nous ſommes ſur le point de tomber dans un autre. Obſervons donc de loin les écueils contre leſquels nous pouvons échouer.

1°. Les ſubſtances minérales ne peuvent point ſubir de vraies combinaiſons avec les principes de nos humeurs. Elles éludent l'action de nos organes, & ceux-ci ne peuvent point les aſſimiler à notre ſubſtance. Cependant lorſqu'elles ſont ſolubles dans les fluides, elles pénètrent juſques dans les ſecondes voies ; mais elles n'en ſubiſſent preſque aucune altération à raiſon de l'inflexibilité & de la rudeſſe de leurs principes. On retrouve dans les évacuations beaucoup de ſels neutres que l'on a pris intérieurement, auſſi intacts que s'ils n'euſſent point paſſé dans l'œconomie animale.

En un mot, la nature n'a pas d'autre moyen d'éviter les mauvais effets qui pourroient réſulter du ſéjour des ſubſtances minérales dans l'intérieur du corps, que de les rendre telles qu'elle les a admiſes.

2°. Les ſubſtances compoſées de ce règne, ne le fuſſent-elles que de deux ou trois principes, le ſont avec plus d'adhérence que dans les deux autres règnes. Il faut par conſéquent des moyens plus puiſſans pour les dénaturer, & ces moyens ſont quelquefois en très petit nombre dans la nature, ou bien l'Art eſt obligé de les former lui-même.

3°. Les ſubſtances propres à produire cet effet ont encore deux inconvéniens. Elles ſont preſque toujours minérales, & participent par conſéquent de la rudeſſe des ſubſtances de ce règne & de leur incompatibilité avec l'organiſation animale. Elles peuvent être autant & plus nuiſibles, que les ſubſtances dans leſquelles on veut opérer une commutation de principes.

On doit faire l'application de toutes ces conſidérations aux poiſons minéraux avant que d'en chercher les contrepoiſons. Elles ont guidé l'Auteur de cet Ouvrage dans les recherches précieuſes qu'il donne au Public, comme nous le prouverons inceſſamment.

Quoique nous ne puiſſions conſidérer aucun poiſon minéral comme abſolument ſimple; il y en a cependant que nous appellerons ſimples, en les comparant avec d'autres poiſons plus compoſés.

Les poiſons minéraux les plus ſimples que nous connoiſſions ſont les ſels ſimples appellés acides & alkalis. Ils ont une telle tendance à ſe combiner, qu'il y a très peu de ſubſtances dans la nature dont ils ne ſoient les diſſolvans. Leur action eſt plus ou moins vive, ſelon qu'ils ſont plus ou moins concentrés. Si elle n'épargne ni les ſubſtances minérales, ni les ſubſtances végétales, il n'eſt pas étonnant qu'elle corrode & détruiſe les fibres animales avec la plus grande promptitude. L'utilité de ces ſels corroſifs dans les arts, & leur uſage eſſentiel dans la Chymie, qui les emploie comme pierre de touche de toutes les ſubſtances, exige qu'on leur accorde un certain cours dans le commerce. Il en réſulte, malgré les plus ſages précautions, des empoiſonnemens accidentels. (On a beaucoup d'exemples de perſonnes empoiſonnées avec de l'Eau-forte.) S'il ne s'agiſſoit alors que d'adminiſtrer des correctifs de ces poiſons, on donneroit contre les acides des alkalis, & contre les alkalis des acides, juſqu'à ſaturation;

mais le remède, tout ſpécifique qu'il ſeroit, deviendroit auſſi pernicieux que le poiſon.

Il y a peu de Médecins praticiens, qui n'aient été dans le cas de traiter des malades, ſinon empoiſonnés par des acides corroſifs, au moins dangereuſement affectés par l'abus des acides, ſoit minéraux, ſoit végétaux. Les ſecours qu'il convient d'adminiſtrer alors, leur ſont familiers. Les empoiſonnemens par les alkalis ſont beaucoup plus rares; c'eſt ce qui m'engage à publier à ce ſujet une obſervation que le haſard m'a rendu perſonnelle.

Dans le courant du mois d'Août 1776, je fus invité à me rendre chez une jeune perſonne âgée de vingt à vingt-un ans, que le Chirurgien venoit d'abandonner, & que l'on diſoit empoiſonnée. Je la trouvai ſans connoiſſance, & agitée de convulſions ſi violentes, qu'il falloit cinq ou ſix perſonnes pour la retenir dans ſon lit. Elle ne pouvoit point parler ; mais ſerrant fortement les mâchoires, elle pouſſoit des mugiſſemens & des hurlemens effrayans, qui étoient des ſignes non équivoques des vives douleurs qu'elle éprouvoit. Le pouls étoit ſerré, petit & preſque effacé, les extrémités froides & humectées de ſueur graſſe ; tous les muſcles du corps, ceux du bas-ventre en particulier, tendus & d'une roideur inflexible. Dans des inſtans elle ſembloit ſe tordre ſur elle-même. Elle n'avoit rendu ni urines, ni ſelles depuis le matin.

Je fis, le plus promptement poſſible, toutes les queſtions néceſſaires pour en venir au fait. J'appris des parens de la malade, que le Chirurgien la traitoit depuis plus d'un an pour des éruptions boutonneuſes & dartreuſes ; qu'elle avoit pris déjà beaucoup de médicamens, & que le jour même elle avoit pris le matin, dans un verre de décoction de polypode, du ſel de tartre en poudre. Je demandai ſi c'étoit de la crême de tartre. On me l'aſſura. Je voulus voir la taſſe où la malade avoit pris ce médicament ; & j'en trouvai encore au fond une demi-cuillerée. Il me fut facile de reconnoître à la ſaveur ſeule, l'alkali de tartre qui y dominoit. Je ſçus bientôt que l'Epicier avoit effectivement donné de l'alkali de tartre, parce qu'on lui avoit demandé, ſuivant le conſeil du Chirurgien, du ſel de tartre. Au reſte, la doſe étoit de deux ou trois gros.

L'empoiſonnement étant bien conſtaté, & la nature du poiſon vérifiée, il s'agiſſoit de ſecourir la malade ſans délai. On avoit préparé de la limonade, & perſonne ne s'occupoit de lui en faire boire ; chacun déploroit le triſte ſort de cette infortunée, & attendoit l'inſtant où une dernière convulſion alloit la faire périr. Je lui fis donner en ma préſence, de cinq minutes en cinq minutes, une demi-taſſe de limonade édulcorée, & de quart-d'heure en quart-d'heure deux cuillerées à bouche d'huile d'olive qu'on parvint à lui faire avaler. Au bout d'une heure on lui donna un lavement avec une décoction de plantes émollientes qui fut réitéré trois fois en trois heures de tems. Après le second lavement, il survint des évacuations abondantes & bilieuses par les selles; la malade rendit une quantité prodigieuse d'urine, & en moins de deux heures tous les accidens se calmèrent & disparurent. On continua cependant de la faire boire de quart-d'heure en quart-d'heure, de lui donner de l'huile d'olive toutes les heures, & des lavemens de trois heures en trois heures. Je la trouvai calme & sans fièvre le lendemain matin, & je n'ai point appris qu'elle se fût ressenti depuis de cet accident.

Quant aux poisons minéraux que nous appellons composés, par comparaison avec les premiers, ils sont en très grand nombre, & forment quelquefois des surcomposés en se combinant entr'eux. Les uns ſont le produit de l'art, les autres doivent leur exiſtence aux combinaiſons ſecrètes qui ſe font dans les entrailles de la terrre. Il ſuffit de s'arrêter à quelques-uns pour donner une idée de la manière dont on doit procéder pour les combattre. Nous adoptons de préférence ceux qui font l'objet de cet Ouvrage, ſavoir l'*Arſenic*, le *Sublimé corroſif*, le *Verd-de-gris* & le *Plomb*. Ce ſont ſans contredit les plus dangereux, & ceux dont l'uſage trop répandu rend les effets meurtriers plus fréquens.

Suppoſons pour un inſtant que chacun de ces poiſons ſoit compoſé de deux principes. Ou l'un des deux principes eſt nuiſible, ou ils le ſont l'un & l'autre, ou le mixte qui réſulte de leur union le devient par le *modus* dont ils ſont combinés, abſtraction faite de la qualité des principes qui ſervent à le compoſer. Quels ſont, dans ces trois ſuppoſitions, les moyens que l'on doit employer pour corriger efficacement le poiſon compoſé ?

1°. Désunir les deux principes combinés; si la qualité dangereuse du mixte ne résulte que de la combinaison. Pour lors le moyen que l'on employe à cet effet, est le véritable contre-poison.

2°. Les deux principes combinés étant désunis; si l'un des deux principes est pernicieux par lui-même, ou s'ils le sont l'un & l'autre; il est indispensable de parer à ces inconvéniens, & de neutraliser les principes malfaisans par de nouvelles combinaisons.

3°. Si les principes unis ou désunis ne deviennent malfaisans qu'à raison de leur mêlange & de leur solubilité dans nos humeurs, & que l'on puisse empêcher cette solubilité, les substances qui y mettront obstacle seront aussi de vrais contre-poisons.

La voie des doubles & même des triples affinités chymiques est le véritable & peut-être l'unique moyen de réussir dans ces différens procédés. C'est aussi celle que M. Navier a mis en usage: 1°. pour s'assurer de la nature des ſubſtances venéneuſes qu'il avoit à combattre, & en particulier celle de l'arſenic. 2°. Pour reconnoître quelles étoient les ſubſtances qui corrigeoient le plus efficacement les principes nuiſibles des poiſons, par un des trois moyens énoncés ci-deſſus.

Sans entrer dans le détail de ſes expériences, vérifiées par MM. les Commiſſaires de la Faculté, & dont pluſieurs approchent, pour l'exactitude, de la préciſion mathématique, nous obſerverons ſeulement que les *hepars ſulphuris* alkalins ou calcaires, les uns & les autres rendus martiaux par la ſolution du fer dans leur combinaiſon, réuniſſent les qualités les plus propres à réuſſir dans ces ſortes de procédés; les quatre corollaires ſuivans ſuffiſent pour le prouver.

1°. Les *hepar-ſulphuris* ſont les diſſolvans de preſque toutes les ſubſtances métalliques; ils diſſolvent l'or lui-même & le mercure, comme l'a démontré M. Navier dans des procédés particuliers. D'ailleurs, ils ſont ſuſceptibles d'opérer promptement leur effet à cauſe de leur grande ſolubilité dans les liqueurs.

2°. Le ſoufre eſt le minéraliſateur le plus familier à la nature. Elle l'adopte de préférence pour maſquer la plupart des ſubſtances métalliques. Lorſqu'il eſt en ſolution, & qu'un alkali, d'un autre côté, entame le métal avec lequel le ſoufre doit ſe combiner, la combinaiſon s'exécute avec la plus grande facilité.

3°. L'alkali fixe & les ſubſtances calcaires qui entrent conjointement ou ſéparément dans les préparations des *hepar-ſulphuris*, ſervent auſſi à neutraliſer ou à corriger les principes nuiſibles des poiſons que l'on attaque.

4°. Le fer qui entre dans la compoſition des *hepars ſulphuris* martiaux, eſt auſſi très puiſſant dans les décompoſitions & les recompoſitions des ſubſtances ſur leſquelles on opère. Ce métal eſt auſſi, de l'aveu des Chymiſtes & des Naturaliſtes, un minéraliſateur très propre à dénaturer les autres métaux & demi-métaux, ſur-tout lorſqu'il eſt uni au ſoufre. La lecture de l'Ouvrage donnera l'extenſion néceſſaire à toutes ces vérités.

Quelque victorieux que ſoient les contre-poiſons propoſés, ils ne donnent point excluſion aux ſecours méthodiques dont l'utilité eſt conſtatée. M. Navier, bien loin de prétendre qu'on puiſſe guérir les empoiſonnés ſans méthode curative, propoſe lui-même un plan méthodique de curation, & invite les Médedins à le modifier ſuivant les indications & les circonſtances, conformément à leurs lumières & à leurs connoiſſances.

Trouvez bon, je vous prie, Monſieur, que je termine ces Eſſais par l'hommage le plus entier de ma reconnoiſſance. Je vous le dois à juſte titre. Mes ſentimens à cet égard ne connoiſſent point de bornes. Ils n'entreront cependant jamais en parallèle avec les bontés dont vous m'honorez. Mais ces mêmes ſentimens perpétuent dans mon ame, en ſe reproduiſant, un genre de jouiſſance bien flateur. Ils ſont en cela de concert avec l'attachement reſpectueux & inaltérable que je vous ai voué.

MONSIEUR,

Votre très-humble & très-obéiſſant ſerviteur, NAVIER fils, Docteur en Médecine de Rheims, & Médecin de la Faculté de Paris.

A Paris, ce 4 Juin 1777.

CONTRE-POISONS.

CONTRE-POISONS

DE L'ARSENIC, DU SUBLIMÉ CORROSIF, DU VERD-DE-GRIS ET DU PLOMB.

RAPPORT

De MM. les Commissaires de la Faculté de Médecine de Paris.

Nous avons été chargés par la Faculté, M. Malouin, M. Macquer, M. Desessarts & moi, d'examiner un Ouvrage ayant pour titre : *Contre-poisons de l'Arsenic, du Sublimé corrosif, du Verd-de-gris & du*

Plomb, par M. NAVIER, Médecin à Châlons-ſur-Marne, & correſpondant de l'Académie Royale des Sciences de Paris.

L'Auteur fait connoître d'abord la nature & les effets de chacun des poiſons qui ſont l'objet de ſon travail. Il cherche enſuite parmi les corps qui peuvent ſe combiner avec eux par la voie humide, (la ſeule qui puiſſe avoir lieu dans l'intérieur du corps humain) quels ſont ceux qui les corrigent le plus parfaitement. Les ſubſtances qu'il indique ſont faciles à ſe procurer, & ne peuvent nuire en aucune manière, comme la Faculté pourra s'en convaincre d'après le court expoſé que nous avons cru devoir mettre ſous ſes yeux.

M. Navier traite de l'Arſenic dans la première Partie de ſon Ouvrage. Il trouve que cette eſpèce de minéral ſalin peut ſe combiner par la voie humide, aux alkalis, au ſoufre, & même aux matières calcaires, & être corrigé par ces ſubſtances.

Lorſqu'on jette du foie de ſoufre en liqueur dans une diſſolution d'arſenic faite par l'eau, il ſe fait à l'inſtant un précipité blanc qui étant mis à ſublimer. produit un véritable orpin. Le foie de ſoufre perd ſon odeur au moment du mélange, ce qui prouve qu'il a été décompoſé. M. Navier a en effet reconnu que la plus grande partie de l'arſenic s'uniſſoit au ſoufre avec lequel il formoit une eſpèce d'orpin, beaucoup moins nuiſible que l'orpin ordinaire, en ce qu'il eſt beaucoup plus chargé de ſoufre. Une petite portion d'arſenic reſte dans la liqueur qui ſurnage le précipité; mais il y eſt uni à l'alkali qui faiſoit partie du foie de ſoufre, & ſe trouve conſidérablement adouci, comme M. Navier s'en eſt aſſuré.

L'affinité qui exiſte entre l'arſenic & le fer, a déterminé M. Navier à chercher des moyens de combiner ces deux ſubſtances par la voie humide. Il y eſt parvenu en uniſſant d'abord le fer au foie de ſoufre par la fuſion, ou en faiſant détonner un mélange de nitre de ſoufre & de limaille de fer. Il fait diſſoudre le foie de ſoufre martial dans l'eau; la diſſolution eſt verte, mais en la mêlant avec une diſſolution d'arſenic, elle perd cette couleur, & occaſionne un précipité brun, formé par l'union de l'arſenic au ſoufre & au fer. Le foie de ſoufre martial a tant d'action ſur l'arſenic, qu'il ſe joint à cette ſubſtance même lorſqu'elle eſt diſſoute dans le lait. Dans le cas où on n'auroit pas ſous la main de foie de ſoufre ſimple ou martial; on peut détruire les effets de l'arſenic par le moyen des ſolutions de fer dans les acides. L'encre même ſuffit au défaut d'autres ſolutions ferrugineuſes. Il ſuffit de verſer d'abord, ſur l'arſenic, un peu d'alkali qui s'unit avec lui, & le met dans le cas d'être enſuite ſéparé par les ſolutions martiales acides avec le fer deſquelles il ſe combine dans le moment que l'acide s'unit à l'alkali.

D'après ces expériences, M. Navier propoſe pour les perſonnes empoiſonnées par l'arſenic, le traitement ſuivant. Il fait boire beaucoup de lait, parce que cette ſubſtance diſſout l'arſenic auſſi facilement que l'eau, & qu'elle adoucit les viſcères agacés. Il obſerve, à cet égard, que l'arſenic, loin de coaguler le lait, empêche, au contraire, qu'il ne ſe caille. Il rejette l'huile qui ne peut diſſoudre l'arſenic. Après l'uſage du lait, M. Navier conſeille de boire la ſolution de foie de ſoufre alkalin ou calcaire, ou mieux encore, le foie de ſoufre martial qu'il fait prendre à la doſe d'un gros, dans une pinte d'eau chaude; on peut édulcorer cette liqueur avec le ſucre. Si les malades ont une répugnance invincible pour cette boiſſon, on peut faire prendre le foie de ſoufre en pilules à la dose de cinq ou six grains, en observant de leur faire boire par-dessus un grand verre d'eau chaude. On répète cela plusieurs fois de suite. Au défaut de foie de soufre, M. Navier propose de faire boire aux malades une lessive légèrement alkaline, ou de l'eau de savon, & par-dessus une dissolution de fer dans du vinaigre ou dans tout autre acide, ou même de l'encre si on n'a rien de mieux. Enfin, il achève la cure par l'usage du lait & des eaux sulphureuses chaudes que l'expérience lui a fait connoître comme très-propres à dissiper l'engourdissement, la paralysie & les convulsions qui suivent les empoisonnemens.

Les remèdes que M. Navier regarde comme les plus propres à combattre les effets du sublimé corrosif, sont les mêmes qui combattent ceux de l'arsenic, c'est-à-dire, les différens foies de soufre qui décomposent le sel mercuriel, &

forment, par le transport de l'alkali sur l'acide, un sel neutre non caustique, tandis que le soufre qui s'unit au mercure se précipite avec lui dans l'état d'un éthiops minéral qui n'est nullement nuisible.

Les mêmes foies de soufre, & particulièrement le foie de soufre martial, décomposent le verd-de-gris. Le soufre & le fer s'unissent au cuivre, & empêchent qu'il ne se dissolve de nouveau par les sucs digestifs, comme il pourroit arriver si le métal n'étoit dégagé que par les alkalis qui le précipitent dans l'état de chaux, ou qui, en le dissolvant, peuvent le porter dans tous les organes. M. Navier conseille aux personnes qui ont eu le malheur d'avaler du verd-de-gris, de prendre d'abord quelques boissons acidulées, qui puissent dissoudre complètement cette substance, & la disposer à être plus facilement décomposée par le foie de soufre.

Quoique M. Navier ne regarde pas le plomb comme un poiſon corroſif, il imagine cependant que les mêmes remèdes pourront en corriger l'action, & diſpenſer de l'uſage des mochliques qu'on employe en pareil cas, & qu'il ne croit pas ſans danger. Il propoſe donc d'adminiſtrer aux malades une grande quantité de boiſſons acidules, de les mettre enſuite à l'uſage du foie de ſoufre, & de terminer le traitement par de doux purgatifs.

Nous ne ſuivrons pas plus loin M. Navier dans le détail de ſes expériences. Ce court expoſé ſuffit pour faire connoître que ce Médecin a été guidé dans ſes recherches par les lumières de la plus ſaine chymie, & par la pratique la plus éclairée. Nous avons répété, avec ſoin, la plus grande partie des expériences qu'il publie, & elles nous ont paru parfaitement exactes. Les talents de M. Navier, & le deſir qu'il a eu de ſe rendre utile à l'humanité, nous ont paru devoir lui mériter l'Approbation de la Faculté.

Délibéré à Paris, aux Ecoles de Médecine, ce 9 Mars 1776 MACQUER, DESESSARTS, BUCQUET.

Approbation de la Faculté de Médecine.

Le Samedi 9 Mars 1776, la Faculté de Médecine ayant entendu le rapport de MM. Malouin, Macquer, Déſeſſarts & Bucquet, qu'elle avoit nommés pour examiner un Ouvrage qui a pour titre : *Contres-Poiſons de l'Arſenic, du Sublimé corroſif, du Verd-de-gris, & du Plomb*, par M. NAVIER, Médecin à Châlons-ſur-Marne, & correſpondant de l'Académie Royale des Sciences de Paris, a unanimement adopté le jugement de MM. les Commiſſaires, en applaudiſſant au zèle de M. Navier, dont l'objet eſt la conſervation des Citoyens.

J. L. ALLEAUME, Doyen.

PREMIÈRE PARTIE.

De l'Arſenic.

CHAPITRE PREMIER.

Des motifs qui ont engagé à compoſer cet Ouvrage.

ON eſt ſaiſi d'une juſte frayeur, lorſqu'on entend raconter les funeſtes effets des Poiſons corroſifs. Il n'eſt pas rare cependant de voir des familles & des Communautés entières, immolées à leur action délétaire. Heureux ceux que les ſecours connus peuvent racheter à la vie, ſoit en modérant ſuffiſamment l'activité de ces poiſons, ſoit en leur procurant une iſſue plus ou moins prompte hors de l'économie animale ; mais ſouvent le Médecin eſt appellé trop tard, & les ſecours les plus ſalutaires deviennent inſuffiſants ; plus ſouvent encore l'inſuffiſance de vertu dans les moyens adminiſtrés, même d'après les indications, donne lieu aux malades de ſuccomber ou de paſſer miſérablement leurs jours dans des ſouffrances auxquelles on ne peut apporter que des ſoulagemens peu proportionnés à leur intenſité.

Une longue pratique m'a fourni pluſieurs occaſions de ſecourir des empoiſonnés. Je me ſuis occupé de chercher, pour les ſoulager, des moyens plus efficaces que ceux que l'on a coutume d'adminiſtrer, ſans cependant exclure ces derniers. Des évènements plus récents & plus fâcheux, dont j'ai été témoin, m'ont fait un devoir de pourſuivre mes travaux ſur cet objet important.

Une famille, compoſée de ſix perſonnes, a été empoiſonnée, & détruite entièrement, en 1774, par la corroſion de l'arſenic. Neuf autres perſonnes, d'une même famille, n'ont échapé qu'avec peine, à l'action délétaire du verd-de-gris après en avoir éprouvé de cruelles douleurs. On pourroit citer encore beaucoup d'autres faits de cette nature, même depuis cette époque. Je me borne cependant à traiter des quatre Poiſons métalliques qui ſont les plus pernicieux, & qui donnent lieu à la plupart des empoiſonnements, ſavoir : *l'Arſenic, le Sublimé corroſif, le Verd-de-gris & le Plomb.*

Les principes que j'établirai ſeront fondés ſur des expériences nombreuſes faites par le moyen de ſubſtances naturelles qui ont, avec ces quatre Poiſons, des rapports & des affinités capables d'en détruire la corroſion. L'illuſtre & ſçavante Compagnie à laquelle je ſoumets mon travail, jugera par le récit fidèle de mes procédés, ſi j'ai eu le bonheur de trouver véritablement les Contre-Poiſons qui faiſoient l'objet de mes vœux & de mes recherches. Je commence par celles qui concernent l'Arſenic, comme le plus dangereux & le plus puiſſant des poiſons corroſifs.

CHAPITRE II.

De la Nature & des Propriétés de l'Arsenic.

L'ARSENIC tel qu'on l'envoie de Saxe, & de quelques autres pays, est une substance pesante, d'un blanc opaque, que l'on tire de la Mine de Cobalt, par le moyen de la sublimation. Nous le recevons en grosses masses luisantes & dégagé de toute autre substance. L'arsenic, sous cette forme, n'est encore qu'une chaux sémi-métallique, parce qu'elle est privée de son phlogistique en tout ou en grande partie. Mais cette chaux est singulièrement remarquable entre toutes les autres chaux des métaux, en ce qu'elle est véritablement un sel dont la partie métallique est d'une grande volatilité, ainsi que la substance acide qui lui est unie. C'est de la combinaison de ces deux principes que résulte le poison corrosif le plus actif que nous connoissions. Les effets destructeurs de l'arsenic sur les substances animales vivantes sont tels, qu'aussitôt qu'il touche les chairs humides, il les brûle & les cautérise pour peu qu'il ait le tems de les pénétrer. Il a encore la funeste propriété de ne porter avec soi, aucune saveur, ensorte qu'on peut le poser sur la langue, & même l'avaler sans qu'il laisse, sur son passage, aucune impression sensible que quelque tems après; ce qui rend ce poison fort insidieux : mais lorsqu'il s'est insinué dans les interstices des fibres, & qu'il en a pénétré la substance, il y produit le sphacel le plus complet & la mort. Cette vérité s'est confirmée récemment sous nos yeux : six personnes ont avalé de l'arsenic tombé ou jetté dans de la soupe. Elles ont laissé passer plus de vingt-quatre heures sans demander de secours. Toutes sont péries, excepté une, en huit jours de tems. Cette dernière a ſubſiſté environ deux mois de plus, parce qu'elle avoit mangé fort peu du fatal potage, mais encore trop pour pouvoir réſiſter à la corroſion arſenicale (*a*). Les tuniques de l'eſtomach & des inteſtins de ces infortunés, ſe ſont trouvées détruites par la chûte des eſcarres que le poiſon y avoit produites; nous nous ſommes aſſuré de ce fait important par l'ouverture des corps.

Ce fatal évènement m'a fait deſirer de trouver, à l'arſenic, un contre-poiſon aſſez efficace pour réprimer ſes effets deſtructeurs dans le corps humain. Je l'ai cherché dans la claſſe des corps qui ont beaucoup de diſpoſition à s'unir avec lui, & qui d'ailleurs peuvent émouſſer ou envelopper ſes pointes corroſives.

(*a*) Le Précis de cet empoiſonnement & de ſes circonſtances, ſe trouve dans les Feuilles Hebdomadaires de M. de Querlon, année 1772, nº. 30, 31 & 33.

CHAPITRE III.

Des moyens propres à réprimer les effets destructeurs de l'Arsenic.

LE soufre & le fer ayant beaucoup d'affinité avec l'arsenic, nous ont paru d'abord devoir fixer une partie de nos vues : mais il se présentoit une grande difficulté pour pouvoir tirer avantage du rapport de ces deux minéraux avec l'arsenic. L'action du feu, au moyen de laquelle on parvient à les y combiner, devient impraticable dans l'intérieur du corps. Il falloit une voie douce & humide applicable à l'économie animale, même à froid. J'ai considéré celle des *hépars sulphuris*, comme la plus convenable pour traiter ces deux substances minérales, & pour me conduire à mon but. Partant de ce point de vue, j'ai résolu de poursuivre mes recherches sur les combinaiſons de ce composé ſulphuro-minéral avec l'arſenic, juſqu'à ce que je fuſſe arrivé au point de rencontrer les proportions convenables pour adoucir, ſubjuguer & détruire l'activité vénéneuſe de ce corroſif. Il ſeroit trop long & ſuperflu de rapporter ici le grand nombre d'expériences analytiques que j'ai faites à ce ſujet; je me contenterai d'expoſer fidèlement celles qui m'ont paru les plus utiles & les plus propres à appuyer mes raiſonnements ſur des faits phyſiques & démonſtratifs. J'ai cru devoir commencer par examiner l'arſenic mis en ſolution dans les aqueux.

CHAPITRE IV.

Expériences qui prouvent la ſolubilité de l'Arſenic dans les aqueux & l'action corroſive de ces ſolutions.

ON a mis, pour cet effet, dans une bouteille, une once d'eau de pluie, & douze grains d'arſenic blanc réduit en poudre fine (*a*). On a plongé le vaiſſeau, avec précaution, dans l'eau bouillante où il eſt reſté environ une heure. Ce tems révolu, on a filtré le liquide à travers deux doubles de papier gris. Le marc bien ſéché, ne peſoit plus que ſix grains. Il y en avoit, par conſéquent, ſix de diſſous dans une once d'eau. Cette ſolution arſenicale miſe ſur la

(*a*) Il eſt utile d'ajouter de l'eau à l'arſenic, lorſqu'on le pulvériſe, pour éviter le danger de l'élévation de la poudre sèche de ce corroſif.

langue n'y a laiſſé d'abord aucune ſaveur, & paroiſſoit auſſi douce que du lait ou que l'eau la plus pure; mais peu de tems après, elle y a fait ſentir une impreſſion d'âpreté qui eſt enſuite devenue plus conſidérable; elle imitoit aſſez bien le piquant de la feuille *d'arum* fraîche mâchée & exprimée dans la bouche.

On a mis dans une autre bouteille, les ſix grains de poudre arſenicale bien sèche, & reſtée ſur le filtre. On y a verſé une once d'eau de pluie, le vaiſſeau a été poſé ſur un feu de braiſe très-doux, l'arſenic s'y eſt fondu totalement, & à-peu-près auſſi facilement que le ſel de duobus cryſtalliſé, ſans aucune réſidence, & ſans former aucun précipité par le refroidiſſement. Nous obſervons en paſſant que la grande facilité avec laquelle ce corroſif ſe diſſout dans l'eau, en augmente beaucoup les dangereux effets. Il prend, par ce moyen, la forme la plus pénétrante qu'il ſoit poſſible.

Les deux ſolutions mêlées enſemble ſont reſtées limpides. J'ai poſé ſur ma langue une goutte de cette eau arſenicale, je lui ai laiſſé le loiſir d'agir avec toute ſon activité, pendant quelques minutes, pour pouvoir en ſuivre attentivement les effets. L'action piquante, dont nous venons de parler, ayant ſuccédé à la ſaveur douce, les endroits de la langue, du palais & des lèvres qui ont été touchés par cette eau, en ont reſſenti des impreſſions auſſi caractériſées que celles qui réſultent d'une brûlure. L'épiderme de la bouche, principalement celui du palais eſt devenu blanc, malgré la quantité de ſucs limpides que fourniſſoient les canaux excréteurs de toute la bouche, & que j'avois évité d'avaler pendant plus d'une demi-heure; avant que de me permettre la déglutition de la ſalive, j'avois eu ſoin de rincer pluſieurs fois ma bouche avec de l'eau. Malgré ces précautions, les impreſſions du poiſon arſenical s'y ſont fait ſentir pendant plus d'un jour, comme celles d'une brûlure, & ſon action ſur une de mes dents, a été auſſi vive que ſi elle eût été touchée par un acide minéral concentré. J'ai de plus remarqué dans cette eau arſenicale, des traces d'une ſaveur ſingulière qui imitoit celle que donne le verre d'antimoine aux préparations ſtibiées ſolubles. Ce phénomène indiqueroit-il que l'arſenic contient des parties antimoniales, ou l'antimoine tiendroit-il ſa ſaveur d'une portion d'arſenic, ainſi que l'ont penſé de célèbres Auteurs (*a*) ? C'eſt une queſtion qui mérite l'attention des Sçavans.

La ſolution arſenicale étant évaporée à l'air & à ſiccité, laiſſe au fond du verre des cryſtaux fins, confus, grainés, blancs, offrans dans quelques points les couleurs

(*a*) Elémens de Chymie de M. Macquer, p. 166.

variées du prisme. Si on les considère au microscope, on voit que tous les crystaux sont luisans & décorés de belles couleurs azurées, qui présentent un spectacle assez agréable. Cette couleur vient, sans doute, d'un reste du principe colorant de la Mine de Cobalt. On sait que le beau bleu, appellé azur-d'émail, dont on se sert pour l'ornement des émaux, de la fayance & de la porcelaine, ainsi que pour colorer l'amidon (*a*), est un produit de cette substance sémi-métallique préparée par différens travaux très-ingénieux.

(*a*) Il seroit à desirer que l'on n'employât pas ce bleu pour ce dernier usage, car cette substance venant du cobalt, il y a lieu de craindre qu'elle ne contienne encore quelque chose de vénéneux. Il seroit plus sûr pour colorer la colle d'amidon, que les Blanchisseuses ont continuellement dans les mains, d'employer le bleu végétal d'indigo dont elles se servent aussi pour donner un œil bleu au linge.

CHAPITRE

CHAPITRE V.

Union de l'eau arsenicale avec l'hépar alkalin, & resultats que produit la combinaison.

ASSURÉ de l'action corrosive des deux onces d'eau arsenicale, qui contenoient douze grains d'Arsenic en solution, j'ai cherché à connoître l'effet que pourroit opérer sur elle, le soufre dissous par les alkalis salins, & par la chaux. Pour y parvenir, on a fait fondre, dans de l'eau bouillante, de l'*hepar sulphuris* préparé par la fusion avec parties égales de soufre & de sel alkali fixe.

PREMIER PROCÉDÉ.

Ce qu'il prouve.

LA liqueur étant filtrée & encore chaude, on en a versé sur de l'eau arsenicale un peu chaude. Dans l'instant le mélange s'eſt troublé, & a paru d'un blanc ſale. Il s'eſt éclairci dans l'eſpace de vingt-quatre heures, en dépoſant un ſédiment de même couleur. Si on mêle l'eau arſenicale froide avec l'eau d'*hépar* peu chaude ou preſque froide, le trouble qui en réſulte eſt le même, mais il a beaucoup plus de peine à ſe précipiter. Cette différence vient de ce que les liqueurs étant froides, la décompoſition s'eſt faite avec plus de peine. On verra dans la ſuite l'utilité de cette obſervation.

L'Arſenic a, comme nous l'avons déjà obſervé, beaucoup de rapport & d'affinité avec le ſoufre. Ce fait eſt certain, il a été conſtaté par M. Macquer (*) & par d'autres ſavans. Il eſt vraï que le ſoufre paroît en avoir davantage avec les alkali ſalins fixes, mais ce n'eſt que lorſque leur union s'exécute par la

(*) Voyez Chymie pratique, premier vol. p. 478, 486 & 87.

chaleur de la voie séche ; mais si l'on emploie la voie humide, il est certain que le soufre réduit en hépar liquide, abandonne son sel fixe pour s'unir aux parties arsenicales tenues en solution dans un liquide aqueux. Dans le même tems l'alkali salin, qui a du rapport avec l'arsenic, en devient aussi un correctif. Il y a donc ici un double rapport, 1°. celui de l'alkali fixe avec l'arsenic, puisqu'il abandonne son union au soufre pour se joindre à l'arsenic ; 2°. celui du soufre avec la même substance. Nous avons fait voir que, dégagé de ses liens avec l'alkali salin, il se porte sur les parties arsenicales, & s'y unit avec d'autant plus de facilité, qu'elles sont extrêmement divisées par leur solution dans l'eau. De ce double rapport, de cette action réciproque entre des substances si différentes, il résulte des combinaisons neutres dans lesquelles l'arsenic est comme dénaturé.

La solution de *l'hépar sulphuris*

mêlée avec celle de l'arſenic, produit donc un véritable correctif de ce dernier. L'*hépar* peut, par conſéquent, être regardé comme le contre-poiſon de l'arſenic. En effet, lorſque l'eau arſenicale a été bien ſaturée d'*hépar*, & qu'elle eſt éclaircie, elle eſt limpide & un peu ambrée. Elle ne fait aucune impreſſion corroſive ſur la langue, ni ſur le palais, ni ſur les lèvres qui approche de celle qu'y faiſoit l'eau arſenicale ſimple. Je l'ai vérifié ſur moi-même. Elle y produit ſeulement une légère impreſſion alkaline qui vient de l'*hépar*, mais on n'y remarque plus aucune apparence d'*hépar ſulphuris*, ni au goût ni à l'odorat, à moins qu'il n'y en ait eu ſurabondance. Le ſoufre de l'*hépar* s'eſt donc porté ſur l'arſenic.

DEUXIÈME PROCÉDÉ.

Conséquences qui en résultent.

L'ORSQUE cette eau est bien éclaircie, si elle contient encore quelques parties arsenicales, on s'en assure en y versant, de nouveau, de la liqueur d'*hépar* chaude, car dans ce cas, elle se trouble de nouveau avec précipitation, & blanchit. Peu après elle paroît d'un blanc sale épais, & précipite une poudre de même couleur. Le précipité est une combinaison des parties arsenicales avec le soufre de l'*hépar*. La preuve en résulte, 1°. de ce que le mélange perd son odeur d'*hépar*; 2°. de ce que le liquide filtré ne colore plus l'argent, & ne blanchit plus l'eau, tandis que l'*hépar* liquide blanchit l'eau commune, même celle de pluie, & lui imprime son odeur forte & pénétrante qui s'y dévelope au lieu de s'y perdre. Cette observation constate, par conséquent, une eſpèce de décompoſition des parties vénéneuſes de l'arſenic, ou leur union intime avec le ſoufre & avec l'alkali ſalin de l'*hépar*.

Si l'on verſe de la liqueur d'hépar chaude ſur de l'eau de puits, elle ne ſe trouble pas d'abord, mais elle acquiert, au bout de quelques heures, un œil laiteux. La marche de ce phénomène eſt facile à ſuivre; 1°. la partie alkaline qui tient le ſoufre en ſolution, étant étendue dans beaucoup d'eau, abandonne de légères portions de ſon ſoufre; 2°. la ſélénite contenue dans l'eau de puits, éprouve auſſi une décompoſition. Son acide quittant ſa baſe terreuſe ſe porte ſur la partie ſalino-alkaline de l'*hépar*, & occaſionne la précipitation de quelques parties ſulphureuſes qui demeurent ſuſpendues dans l'eau par leur légèreté, ainſi que la terre ſéléniteuſe précipitée, & forme, avec elle, le laiteux ou la blancheur du mêlange. Mais comme l'*hépar* n'eſt pas, à beaucoup près, totalement décomposé, cette eau de puits en reste fortement impregnée, & en conserve les propriétés. Ce qui se passe dans le mêlange de l'*hépar* avec l'eau arsenicale, est très-différent. Il s'y décompose totalement. Les molécules arsenicales se portent, pour la plus grande partie sur le soufre qui est alors dans une grande division, elles en sont enveloppés, & se précipitent ensemble. Quelques autres légères portions arsenicales restent unies à la partie alkaline de l'*hépar*, sans que toutes fois l'arsenic se décompose véritablement, comme je l'ai vérifié par quelques expériences dont je ferai mention; mais au moins est-il puissamment corrigé par son transport & son union intime au soufre & à l'alkali salin de l'*hépar*. Voilà du côté de la théorie & de celui de l'expérience, une démonstration de l'heureux effet de l'*hépar* pour corriger la dangereuse action de l'arsenic dans le corps humain ſans qu'il ſoit néanmoins anéanti.

Il ſuit de ces obſervations, que l'eau qui reſte après la précipitation du ſoufre uni avec des parties arſenicales, contient encore des parties vénéneuſes. Il eſt vrai qu'elles ſont dénaturées en partie; je dis en partie, parce que ce minéral corroſif eſt de nature à conſerver preſque toujours quelque choſe de ſuſpect, ſur-tout parce que l'acide qui entre dans ſa compoſition, eſt fortement uni à une terre ſemi-métallique volatile de ſa nature. La déſunion de ces deux principes, eſt en conſéquence très-difficile, comme je l'ai déjà obſervé. Si je me répète, c'eſt parce que les phénomènes de ces combinaiſons ſont fort multipliés, & qu'il eſt important de les remettre ſous les yeux. On ſait que ſi l'on expoſe l'arſenic à l'action du feu, il en eſt bientôt enlevé, ſans ſouffrir aucune décompoſition; quand on le combine avec le ſoufre, il eſt alors comme dans des entraves ſans être détruit. Si on le joint avec des alkali ſalins, ou avec des ſubſtances calcaires, il s'y incorpore, & ſa dangereuſe activité y eſt reprimée, mais elle n'eſt pas anéantie. Trop heureux néanmoins de pouvoir, par-là, en modérer les pernicieux effets. Voici la preuve de ce que nous avançons à cet égard.

TROISÈME PROCÉDÉ.

Saveur d'une combinaiſon arſenicale analogue à celle du tartre ſtibié.

ON a fait évaporer, à une chaleur douce, toutes les eaux filtrées qui reſtoient des précipitations de l'*hépar ſulphuris* unies aux parties arſenicales qui avoient été en ſolution dans ces eaux. Il en eſt réſulté une maſſe jaunâtre, qui avoit une ſaveur de ſel neutre difficile à rapporter à aucune claſſe déterminée; mais ce ſel laiſſoit dans la bouche un goût entièrement ſemblable à celui d'un tartre ſtibié bien chargé de verre d'antimoine. Cette ſingularité décéleroit donc dans l'arſenic comme nous l'avons déjà remarqué , quelque choſe d'analogue aux propriétés du tartre ſtibié & du verre d'antimoine. Les énormes vomiſſemens que cauſe l'arſenic ſeroient peut-être autant l'effet de parties régulines fort concentrées qu'il contiendroit, que de ſon action corroſive, car ce ſont les ſeules parties régulines qui opèrent l'effet vomitif de l'antimoine dépouillé de ſon ſoufre, ainſi que nous l'avons reconnu par des expériences analytiques dont nous avons rendu compte dans quelques-uns de nos Ouvrages. M. Geoffroi l'a également prouvé. Si le ſoufre eſt le vrai correctif des parties régulines de l'antimoine, c'eſt, vraiſemblablement, par la même raiſon que l'*hépar ſulphuris* devient le correctif de l'arſenic qui contient des parties régulines analogues à celles de l'Antimoine. Or, on ſait que ſi l'on joint au ſoufre, par la fuſion, le verre d'antimoine, qui eſt le plus violent émétique que produiſe ce demi-métal, cette ſubſtance antimoniale perd totalement ſa vertu vomitive. Des recherches ultérieures faites par des Sçavans ſur ces différens rapports, pourront conduire à des découvertes bien importantes, dont nous ne faiſons qu'indiquer la marche. Peut-être parviendra-t-on à prouver que la terre métallique, qui forme la partie réguline de l'arſenic, eſt la même que celle de l'antimoine. Ces recherches auront pu faire l'objet du travail de ceux qui ont concouru pour le prix propoſé en 1772, par l'Académie Royale des Sciences de Pruſſe, ſur la nature de l'arſenic, &c. (*a*).

(*a*) La partie réguline de l'antimoine ne diffère peut-être de l'arſenic, que

QUATRIÈME PROCÉDÉ.

Qui développe une odeur de ſéné dans un produit ſulphuro-arſenical.

ON a verſé de l'eau de pluie bouillante dans le vaiſſeau qui con-

---

parce qu'elle eſt moins volatile, & privée du principe acide volatil qui ſe trouve dans l'arſenic. En effet, ſi on combine l'acide marin avec la partie réguline de l'antimoine par le moyen du feu, ce mêlange produit une maſſe qui ſe volatiliſe & ſe ſublime, connue ſous le nom de beurre d'antimoine. Cette ſubſtance blanche eſt de la plus grande cauſticité. Si on la jette dans l'eau, la poudre qui en réſulte, conſerve encore, après une grande quantité de lotions, aſſez d'activité pour opérer les effets d'un énorme purgatif. Les acides végétaux les plus doux, unis à la partie réguline de l'antimoine, ſuffiſent pour la rendre vomitive & purgative. J'ai même reconnu que la chaux ou la terre métallique de l'antimoine, dépouillée de ſon phlogiſtique, nommé diaphorétique minéral, combinée avec la crême

tenoit les parties ſalines réſultantes de l'évaporation de l'eau arſenicale de tartre, produiſoit une ſubſtance ſalino-gommeuſe purgative, & quelquefois vomitive. J'ai auſſi obſervé dans la pratique clinique, que le mercure doux, uni avec le diaphorétique minéral bien lavé, purgeoit beaucoup plus que ne le fait une pareille doſe de cette préparation mercurielle donnée ſeule : ce qui m'a donné lieu de croire que cela venoit du tranſport de l'acide marin contenu dans l'*aquila alba*, ſur la chaux d'antimoine : pour m'en aſſurer, j'ai mêlé du mercure doux avec du diaphorétique minéral : j'ai humecté le tout avec un peu d'eau, pour en former une maſſe liquide. Quelque tems après la maſſe eſt devenue griſe, ce qui annonçoit une revivification du mercure, & un tranſport de l'acide marin de cette préparation mercuriale ſur la chaux d'antimoine, devenu par-là purgative ; tandis que le mercure doux, étant décompoſé, ne l'étoit plus lui-même. J'ai cru devoir communiquer ces obſervations, vu les avantages que l'on peut en tirer pour le bien des malades.

décompoſée par l'*hépar ſulphuris* alkalin. La ſubſtance ſaline s'y eſt fondue, mais avec peine, & a laiſſé dépoſer une eſpèce de fécule légère. Ce liquide filtré qui étoit jaune, limpide, & encore chaud, exhaloit une odeur nauſéabonde ſemblable à celle qui s'élève d'une forte décoction de feuilles de ſéné ; il s'eſt un peu troublé en ſe refroidiſſant.

L'odeur nauſéabonde de ſéné, & la ſaveur ſingulière ſtibiée qui ſe ſont trouvées dans la matière ſaline qui eſt réſultée de l'évaporation des eaux arſenicales précipitées par l'*hépar ſulphuris* alkalin, annoncent qu'il eſt reſté, dans ces eaux, quelques parcelles arſenicales. On ne doit point en être ſurpris, car le rapport de l'arſenic avec le ſoufre de l'*hépar* qui, réunis, ont formé le précipité conſidérable dont nous avons parlé, n'a pu empêcher l'alkali abandonné par le ſoufre, de ſe joindre à une portion d'arſenic, & de former avec elle, une combinaiſon alkalino-arſenicale dans laquelle réſide cette ſaveur ſingulière de tartre ſtibié, dont nous venons de parler. Le caractère de cette ſaveur n'empêche pas que les parties arſenicales qui ſont incorporées avec les parties alkalines, n'en ſoient fortement réprimées, & hors d'état de nuire, ſur-tout lorſque cette combinaiſon neutre ſera étendue dans un liquide.

Cinquième Procédé.

Qui décèle la préſence de l'acide marin dans l'arſenic.

Outre la ſubſtance ſaline neutre qui réſulte de l'évaporation de l'eau arſenicale décompoſée par l'*hepar* alkalin, il reſte auſſi une liqueur qui paroît au goût fortement alkaline. On ne peut l'amener à criſtalliſation, mais elle tombe en *deliquium* lorſqu'elle a été bien deſſéchée. Si l'on y verſe alors de l'acide de vitriol fort, il se fait une effervescence sourde, il s'y forme un *magma* épais, d'un jaune citron, & il s'élève du mêlange, une odeur d'acide volatil fort vive, qui ressemble beaucoup à celle de l'acide marin. Or, comme cette odeur ne peut provenir que des parties arsenicales qui avoient été combinées avec des portions sulphureuses & alkalines de l'*hépar*, elle paroît déceler la nature de l'acide contenu dans l'arsenic.

SIXIÈME PROCÉDÉ.

Arsenic ramené à son premier état.

LA substance précipitée, ou le *magma* dont nous venons de parler, étant bien séchée, on l'a sublimée dans un matras. Il s'est élevé, au dôme du matras, une matière d'un jaune blanchâtre qui répandoit une odeur sulphuro-volatile très-vive ; cette odeur provenoit, sans doute, d'une ſurabondance de l'acide vitriolique employé à précipiter la liqueur alkaline, & qui s'étoit joint à des portions de phlogiſtique provenues du ſoufre de l'*hépar* ou de l'arſenic. Le vaiſſeau étant refroidi & caſſé, on a raſſemblé au bout d'un tube de verre de thermomètre, toute la ſubſtance ſublimée. On l'a enſuite expoſée à la flamme d'une bougie; elle s'y eſt fondue ſur le champ, & a formé une flamme blanche légère accompagnée d'une fumée blanche. Cette fumée, en ſe gliſſant le long du tube, y a laiſſé une couche blanche qui n'étoit autre choſe qu'une pouſſière d'arſenic. Voilà donc ce Protée vénéneux qui reparoît ſous ſa première forme lorſqu'on le force d'abandonner les ſubſtances par leſquelles il s'étoit laiſſé maſquer.

SEPTIÈME PROCÉDÉ.

Sublimation des croutes ſalines obtenues par l'évaporation de l'eau arſenicale précipitée.

On a pareillement ſoumis à la ſublimation les croutes ſalines qui provenoient de l'évaporation de l'eau arſenicale décompoſée par l'*hépar ſulphuris* liquide. On avoit eu ſoin auparavant de les ſécher ſur le papier pour en abſorber tout le *deliquium* alkalin. Il s'en eſt élevé une ſubſtance blanche un peu jaune qui a recouvert toutes les parois internes du vaiſſeau. Cette ſubſtance examinée avec une bonne loupe d'un pouce de foyer, paroiſſoit luiſante. C'étoit une portion d'arſenic unie à quelques parcelles de ſoufre de l'*hépar* qui avoit ſervi à ſa précipitation. Ce ſoufre a donné un œil jaune à la croute ſublimée, mais il n'étoit pas aſſez abondant pour rendre cette couleur plus foncée, & pour former un orpin. La matière ſaline reſtée au fond du vaiſſeau ſublimatoire, étoit un véritable tartre vitriolé ; c'étoit le produit de l'acide du ſoufre uni à la partie ſalino-alkaline qui entrent, l'un & l'autre, dans la confection de l'*hépar ſulphuris*, dont on s'étoit ſervi pour décompoſer l'eau arſenicale ; mais cette ſubſtance ſaline avoit perdu la ſingulière ſaveur de tartre ſtibié, qu'elle avoit avant la ſublimation, parce que cette opération en avoit enlevé toutes les parties arſenicales d'où elle dépendoit.

HUITIÈME PROCÉDÉ.

Examen du ſecond précipité.

NOUS n'avons point négligé l'examen du ſecond précipité qui s'étoit formé par l'addition de l'*hépar ſulphuris* ſalino-alkalin dans l'eau arſenicale, on en a lavé une certaine quantité à l'eau froide, puis on l'a exposé au feu de sable dans un matras après l'avoir bien séché. Il s'est élevé au dôme du matras une assez grande quantité de martière luisante, grainée, d'un jaune plus foncé que celui du soufre, qui n'étoit autre chose que de l'arsenic uni au soufre, sous la forme d'une espèce d'orpiment. Il y avoit aussi dans le col du matras de petits crystaux fins, légers, blancs & penniformes qui provenoient d'une plus grande quantité d'arsenic uni à fort peu de soufre.

Le résultat de ces procédés nous autorise à conclure que le soufre de l'*hépar* se porte sur une portion de l'arsenic dissous dans l'eau arsenicale, tandis que la partie alkaline du même *hépar* s'approprie d'autres portions du poison, & que par l'action combinée des deux ingrédiens de ce composé sulphuro-alkalin, la pernicieuse activité des pointes arsenicales ne peut manquer d'être réprimée.

CHAPITRE VI.

Action de l'alkali ſalin ſeul ſur l'arſenic.

Nous avons obſervé juſqu'ici que l'arſenic ſe combinoit avec les alkali ſalins unis au ſoufre. Il étoit important de ſavoir s'il s'uniſſoit également aux mêmes alkali purs. Pour s'en aſſurer, on a verſé ſur de l'eau arſenicale, imprégnée de ſix grains d'arſenic par once, du *deliquium* de tartre juſqu'à ce que cet alkali y dominât. Il ne s'eſt fait aucune efferveſcence dans ce mêlange. Le liquide eſt reſté clair & tranparent, ſans qu'il s'y ſoit fait aucun dépôt, même dans l'eſpace de pluſieurs jours, & ſans qu'il s'en ſoit élevé aucune odeur.

Cette addition d'alkali, ſur l'eau arſenicale, ne paroît donc pas avoir opéré aucune décompoſition des parties de l'arſenic, ce qui donnoit lieu de craindre que ce poiſon minéral n'eût conſervé toute ſon intenſité vénéneuſe, quoiqu'uni à un liquide alkalin. J'ai cependant remarqué en mettant ſur la langue quelques gouttes de cette eau arſenicale alkaliſée, & en frottant les lèvres, qu'elle n'y laiſſoit aucune impreſſion corroſive ſemblable à celle de l'eau arſenicale ſimple. On peut donc conclure que la corroſion des parties arſenicales eſt au moins adoucie par l'union de l'alkali avec les parties du minéral vénéneux, en vertu d'un rapport & d'une affinité particulière qui en forme une ſubſtance neutre, & que ſi elles ne ſont pas enveloppées & précipitées comme cela arrive par leur union avec le ſoufre de l'*hépar*, au moins leur corroſion en eſt affoiblie. M. Macquer a fait voir la grande affinité de l'arſenic avec les alkali ſalins fixes (*a*).

(*) Voyez le ſçavant Mémoire que ce Médecin Chymiſte, a donné ſur ce ſujet, à l'Académie en 1746.

CHAPITRE VII.

*Union de l'eau arſenicale avec l'*hé-par ſulphuris *calcaire.*

Les propriétés que nous avons découvert dans l'*hepar ſulphuris* alkalin, pour corriger le poiſon arſenical, nous ont donné lieu de pouſſer plus loin nos recherches ſur cet objet & de ſoumettre l'arſenic à l'action de l'*hépar* calcaire. La ſaveur penétrante de cet *hepar* nous a fait penſer qu'il pouroit avoir auſſi la propriété d'attaquer ce poiſon, tant par ſon ſoufre que par ſa partie calcaire.

J'avois obſervé que la chaux vive éteinte avec de l'eau dans un vaiſſeau d'étain, le rongeoit fortement & en enlevoit une grande quantité de parties métalliques d'un rouge brun (*a*); ainſi je ne doutois pas qu'elle ne dût avoir beaucoup d'action ſur le ſoufre de l'*hépar*, & peut-être plus que les alkali ſalins les plus forts, & que réciproquement l'*hépar* qui réſulteroit de leur combinaiſon, pourroit avoir beaucoup d'action ſur l'arſenic. Ce n'étoit cependant que des préſomptions qu'il falloit vérifier.

PREMIER PROCÉDÉ.

*Préparation de l'*hépar ſulphuris *calcaire.*

J'AI mis trois parties de chaux vive & une partie de fleurs de ſoufre

(*a*) Cette chaux ainſi chargée de la ſubſtance de l'étain, pourroit peut-être ſervir à relever la couleur de la cochenille, comme la ſolution de même métal dans l'eau régale, développe le rouge de la cochenille dans ce qu'on appelle le ſecret de l'écarlate.

dans

dans un matras, j'y ai verſé peu à peu de l'eau de pluie juſqu'à ce que la chaux fût bien gonflée. Alors on a étendu la maſſe dans cinq ou ſix fois ſon volume d'eau de pluie; on a fait bouillir légèrement le liquide à un feu de ſable & on l'a filtré encore chaud à travers le papier. Il en eſt réſulté une teinture d'un jaune orangé clair, qui étoit un véritable *hépar ſulphuris* liquide. L'odeur de ce liquide eſt fort pénétrante, elle ſe développe même en l'étendant dans l'eau. Il teint fortement & promptement l'argent en jaune & même en noir, pour peu qu'il y ſéjourne, ſur-tout s'il eſt poli.

DEUXIÈME PROCÉDÉ.

Addition de cet hépar *à l'eau arſenicale, & ſon produit.*

ON a verſé quelques gouttes de cet hépar ſulphuro-calcaire ſur de l'eau arſenicale: à l'inſtant le mêlange eſt devenu d'un blanc laiteux épais. Cette précipitation ne pouvoit venir que de l'arſenic qui ſe combinoit avec les principes conſtituans de l'*hépar* calcaire; car l'eau de pluie pure verſée ſur la ſolution du même *hépar* laiſſe ſubſiſter ſa couleur jaune & citronnée & n'en fait rien précipiter : ſi l'eau de puits la fait légèrement blanchir au bout de quelques heures de mêlange, on ne peut attribuer cet effet qu'à quelques principes ſalins contenus dans cette eau moins pure que l'eau de pluie, & qui s'approprient par leurs affinités chymiques quelques portions des principes de l'*hépar*. Le précipité abondant qui réſulte de l'union de l'eau arſenicale avec la ſolution de l'*hépar* calcaire eſt donc une véritable décompoſion du mêlange & l'effet du tranſport de l'arſenic ſur le ſoufre de l'*hépar ;* nous verrons que la partie calcaire contribue auſſi à cette décompoſition.

Additions réitérées & précipitations.

On a séparé par le filtre de papier l'eau arsenicale de son dépôt sulphuro-calcaire, & on y a versé de nouveau de l'*hépar* calcaire. Le mêlange s'est blanchi, il s'est formé, comme la première fois, un dépôt à peu-près aussi abondant, ce qui annonçoit que toute la substance arsenicale n'avoit pas été précipitée par la première addition de l'*hépar* calcaire liquide; on a répété une troisième, une quatrième fois l'addition d'*hépar* dans l'eau arsenicale que l'on filtroit après chaque précipitation. Les dépôts ont diminué au point que le quatrième mêlange n'a produit qu'un nuage blanc léger, avec cette singularité que l'odeur désagréable de l'*hépar* se convertissoit en une odeur qui approchoit de celle du musc.

Il se forme ainsi une décomposition laiteuse en versant de l'*hépar* calcaire sur la solution arsenicale soit chaude, soit froide, autant de tems qu'il y reſte quelques portions d'arſenic, & il faut pour l'en dépouiller totalement un nombre d'additions d'*hépar* calcaire proportionné à la quantité d'arſenic qu'elle contient; en employant l'*hépar* alkalin, le procédé exige à peu-près le même nombre d'additions, mais les dépôts qui en réſultent ſont beaucoup moins laiteux & moins abondans que ceux qui ſont précipités par l'*hépar* calcaire. Nous avons remarqué que ces précipités ne pouvoient provenir que de l'action des parties arſenicales ſur les molécules ſulphureuſes de l'*hépar*, ainſi que ſur leurs baſes alkalines, ſoit ſalines, ſoit terreuſes. Il eſt donc démontré que l'*hépar* calcaire eſt un contre-poiſon ſpécifique pour ceux qui auroient eu le malheur de prendre intérieurement de l'arſenic, ſur-tout lorſqu'on l'employera ſans délai. Il a de plus l'avantage de pouvoir être fait promptement & à peu de frais.

L'arſenic ne ſe combine point avec le ſoufre en ſubſtance.

QUOIQUE l'arſenic ait beaucoup de rapport avec le ſoufre, comme il eſt évident d'après nos procédés, il n'y a cependant que la voie des *hépars* ou celle du feu ſublimatoire qui puiſſent opérer cette combinaiſon. Sans ces voies intermédiaires, le ſoufre ne s'unira pas à l'arſenic. Nous l'avons vérifié par l'expérience ſuivante. On a mêlé parfaitement de l'eau arſenicale avec de la fleur de ſoufre. Après pluſieurs jours, la fleur de ſoufre s'eſt trouvée deſſéchée, ſans que ſa couleur ni celle de l'arſenic aient été ſeulement altérées.

TROISIÈME PROCÉDÉ.

Sublimation des précipités, produits qu'on en obtient, & ce qu'ils prouvent.

JE désirois acquérir encore plus de lumières & de preuves sur la nature des produits de l'*hépar* calcaire combiné avec l'arsenic. J'ai rassemblé, en conséquence, tous les précipités obtenus par l'addition de l'*hépar sulphuris* calcaire liquide sur l'eau arsenicale. Je les ai mis dans un matras exposé au bain de sable. Au bout de trois ou quatre heures d'un feu modéré, le vaisseau étant refroidi, le dôme du matras s'est trouvé garni d'une infinité de petits grains luisans, d'un jaune pâle, moins haut en couleur que ceux qui provenoient des dépôts produits par l'*hépar* salino-alkalin uni à l'eau arsenicale. Il y avoit aussi dans le col du vaisseau une substance sublimée, blanche, en petits cryſtaux fins, légers, penniformes; & dans quelques endroits du dôme on remarquoit des taches plus blanches que la ſubſtance grainée, & dont les cryſtallifations étoient en rameaux. Tous ces produits ſublimatoires ſont des portions arſenicales ſublimées avec le ſoufre, ſous la forme d'une eſpèce d'orpiment; mais ils contiennent moins de ſoufre que les ſublimés obtenus des précipités faits avec l'*hépar ſulphuris* ſalino-alkalin. Les plaques blanches, formées ſur la partie intérieure du dôme du vaiſſeau ſublimatoire, ainſi que les cryſtaux fins & blanchâtres, figurés en barbe de plume dans l'intérieur du col, ne ſont pas même un arſenic pur. Il ſe trouve encore dans cet état chargé d'un peu de ſoufre. J'ai fait pour m'en aſſurer pluſieurs expériences que je ne rapporterai point pour ne pas me répéter inutilement. Elles ſont d'ailleurs à peu-près les mêmes que celles dont j'ai parlé à l'article de la ſublimation des précipités arſenicaux par l'*hépar ſulphuris* alkalin.

Mais ſi l'*hépar ſulphuris* calcaire ne fournit pas autant de parties ſulphureuſes aux parcelles arſenicales que le fait l'*hépar* ſalino-alkalin, il paroît avoir l'avantage de précipiter de l'eau arſenicale, au moyen de ſa ſubſtance calcaire, une plus grande quantité de parties vénéneuſes; ce qui eſt un grand avantage. Car il ne ſeroit plus alors queſtion que de donner des entraves aux parties arſenicales précipitées, afin de les empêcher d'agir comme poiſon. Nous nous propoſons d'en donner les moyens, en parlant des eaux alkalines & métalliques ferrugineuſes. Il nous reſte à examiner pour le moment, les eaux dont j'ai fait précipiter à pluſieurs repriſes l'arſenic à l'aide de la ſolution d'*hépar* calcaire. Elles nous préſenteront de nouveaux phénomènes.

QUATRIÈME PROCÉDÉ.

Evaporation des eaux arſenicales filtrées, ſes produits, phénomènes qu'ils préſentent.

ON a mis toutes ces eaux filtrées dans un vaiſſeau de verre, & on a laiſſé évaporer le liquide à ſiccité. La ſubſtance qui en eſt réſultée étoit d'un jaune citron & en feuillets. On l'a expoſée à l'air pendant pluſieurs jours, elle s'y eſt humectée, & en la remuant avec un tube de verre, le tout eſt devenu fort liquide. Cette ſubſtance fluide faiſoit ſur la langue, & dès les premiers inſtans, une impreſſion piquante, mais nullement corroſive. Elle imitoit parfaitement celle que fait un ſel ammoniacal terreux déliqueſcent ; au reſte, cette impreſſion ne ſubſiſtoit qu'un inſtant. Elle ne laiſſoit pas même dans la bouche la ſaveur de tartre ſtibié, que nous avons obſervé dans le réſidu ſalin de l'évaporation des eaux arſenicales précipitées par l'*hépar* alkalino-ſalin. Ces deux dernières obſervations remarquables paroiſſent prouver, 1°. que l'arſenic ſeroit plus parfaitement ou plus réellement détruit par l'*hépar* calcaire que par l'*hépar* alkalin, même que par l'hépar martial dont nous parlerons inceſſamment; 2°. que l'acide qui entre dans la compoſition de l'arſenic ſeroit l'acide marin. En effet, il n'y a que cet acide qui forme communément, par ſon union aux ſubſtances calcaires, un ſel parfaitement déliqueſcent; on ſait encore que cet acide uni à des minéraux tels que l'antimoine & le mercure, a ſpécialement la propriété de les rendre extrêmement corroſifs, & d'en favoriſer la volatiliſation : au moins eſt-il le ſeul qui ſe volatiliſe avec eux. Ne feroit-on pas ſuffiſamment autoriſé à conclure que l'arſenic doit ſa volatilité & ſon action corroſive à la préſence du même acide.

Ces recherches devenoient trop

intéressantes pour ne pas examiner & approfondir la cause des différens phénomènes qu'elles nous présentoient. On a en conséquence versé de l'eau de pluie bouillante, sur la substance jaune en déliquescence dont nous venons de parler. On a mis le tout sur un filtre. Le liquide étant passé, il est resté sur le papier une substance d'un jaune oranger assez abondante. L'eau filtrée avoit une saveur amère. Je l'ai fait évaporer à siccité au bain-marie; il en est résulté une substance calcaire jaune qui s'est humectée à l'air. On a versé sur ce résidu, de la nouvelle eau de pluie bouillante, on a répété le même procédé, & on a obtenu les mêmes produits, savoir un dépôt calcaire jaune, considérable, & une eau claire qui paroissoit perdre un peu de son piquant, après chaque évaporation : elle donnoit cependant toujours des marques d'*hépar* sur l'argent, en le teignant d'une belle couleur jaune.

J'ai réitéré avec attention, jusqu'à trente fois, ces mêmes procédés d'évaporation & de déficcation, & toujours ils ont donné les mêmes résultats; car la dernière évaporation a fourni encore une fubftance croûteufe jaunâtre, qui s'humectoit beaucoup à l'air, & qui étant délayée dans l'eau, teignoit fortement l'argent en jaune, même à froid. Au quatorzième procédé, le dépôt étoit, à la vérité, un peu moins jaune, & paroiffoit s'humecter plus facilement à l'air, fans doute, àcaufe d'un plus grand dépouillement des parties fulphureufes; cependant la lotion coloroit encore beaucoup l'argent. Au dix-neuvième procédé, le dépôt étoit moins confidérable fans que l'eau employée à en faire la lotion, cefsât de donner, fur l'argent, de fortes marques d'*hépar*. A la trentième opération, le dépôt avoit encore diminué, & la lotion commençoit à colorer un peu moins l'argent. Cette prodigieuſe quantité de ſubſtance calcaire qui réſulte de l'*hépar* calcaire arſenicale eſt très-ſurprenante, car jamais l'eau de chaux, quelque chargée qu'elle ſoit, n'en fournit autant. Il falloit ſavoir ſi c'étoit uniquement l'effet du ſoufre réduit en *hépar* par la chaux qui, à raiſon de la puiſſance diſſolvante qu'il exerce, même ſur les métaux, avoit pu diſſoudre cette grande quantité de terre calcaire, ou ſi l'arſenic y avoit quelque part.

Cinquième Procédé.

*Evaporation de l'eau d'*hépar *calcaire ſimple comparée avec celle de l'eau d'*hépar *calcaire arſenical.*

Pour m'aſſurer de la vérité du fait, j'ai mis bouillir, dans un matras, cinq à ſix onces d'eau de pluie, trois gros de chaux vive, & un gros de fleurs de ſoufre, l'eau filtrée s'eſt trouvée très-jaune, & donnoit beaucoup de marques d'*hépar* ſur l'argent. J'ai fait évaporer cette eau au bain-marie, dans un vaiſſeau de verre, à ſiccité. Il eſt reſté au fond une croûte blanche sèche qui s'eſt fort peu humectée à un air même très-humide où le vaiſſeau a été exposé pendant deux à trois jours. Cette croûte conſidérée, avec un bon verre convexe, étoit luiſante; au goût elle avoit une ſaveur ſalino-terreuſe. Mais cette croûte ſaline, fondue dans l'eau, n'a plus donné, dès cette première ſolution, de marques d'*hépar* ſur l'argent, tandis que l'eau d'*hépar* calcaire, chargée de parties arſenicales, nous a fourni des dépôts & des lotions qui donnoient de fortes marques d'*hépar*, juſqu'à plus de vingt ſolutions. L'eau d'*hépar* calcaire ſimple, d'après nos expériences, ne contient plus d'*hépar* à la première déſiccation, & ne donne plus de ſubſtance croûteuſe à ſa ſeconde évaporation. Cette vérité de fait rapprochée, & comparée avec la prodigieuse quantité de substance terro-calcaire que fournit l'eau d'*hépar* calcaire arsenicale, par plus de trente évaporations, & autant d'exsiccations, prouve complètement le concours & l'action des parties arsenicales sur les molécules calcaires, *& vice versâ.*

Des expériences nous ont fait connoître que cette substance terro-calcaire, si abondante, étoit chargée de parties arsenicales que cet *hépar* avoit entraînées, & s'étoit comme approprié dans la précipitation. Nous avons aussi observé qu'elle s'humectoit considérablement à l'air, jusqu'à présenter des gouttes très-nombreuses répandues sur toute la substance croûteuse. Pour rendre raison de ce phénomène, ne pourroit-on pas considérer l'arsenic comme ayant alkalisé l'*hépar* calcaire beaucoup plus puissamment qu'il ne l'est par lui-même, ainsi qu'il alkalise le nitre en se combinant avec lui par la déflagration, comme l'a remarqué M. Macquer (*), il ſeroit auſſi poſſible que la facilité avec laquelle la ſubſtance croûteuſe s'humecte à l'air, fût l'effet du tranſport de l'acide de l'arſenic, qui, étant de la nature de l'acide marin, s'uniroit aux parties calcaires, & formeroit, avec elles, un ſel terreux très-ſoluble à l'air par ſa nature, comme nous l'avons obſervé.

SIXIÈME PROCÉDÉ.

*Sublimation des réſultats de l'évaporation de l'eau arſenicale précipité par l'*hépar *calcaire.*

APRÈS avoir examiné, par la ſublimation, les ſubſtances précipitées de l'eau arſenicale par l'*hépar* calcaire; il falloit auſſi traiter par

---

(*) Voyez ſon ſavant Mémoire ſur l'Arſenic, dans les actes de l'Académie Royale des Sciences 1746.

le même procédé les résultats de l'évaporation de l'eau d'où elles provenoient, c'est-à-dire, toutes les croûtes jaunâtres obtenues d'environ trente évaporations, lotions & exsiccations de l'eau arsenicale qui étoit restée après la précipitation opérée par l'*hépar* calcaire liquide. On a donc mis toutes ces croûtes bien séchées, dans un vaisseau sublimatoire, & on a poussé l'opération à un feu très-vif, jusqu'à faire rougir le sable; il s'est trouvé au fond du vaisseau refroidi & cassé, une poudre blanche fort légère qui n'avoit nulle saveur. Le dôme du vaisseau ainsi que son col étoient tapissés d'une légère couche jaune, brillante, un peu humide, qui avoit une saveur acidule vitriolique qu'elle devoit au soufre.

Cette matière jaune ramassée & exposée sur un tube de verre à la flamme d'une bougie, s'y fond en petillant sans prendre flamme. Il s'en élève cependant une légère odeur vitriolique, & ſpécialement une fumée blanche. Cette fumée ſe gliſſant le long du tube, s'y condenſe ſous une forme de pouſſière très-blanche qui paroît être formée de parties arſenicales. On a cependant lieu de croire que cette ſubſtance arſenicale a changé de nature, car pendant la combuſtion de la ſubſtance ſublimée qui a fourni cette pouſſière blanche, il ne s'eſt élevé aucune odeur d'ail, qui eſt un des ſignes caractériſtiques de l'arſenic expoſé à la chaleur, & réduit en vapeurs. La vapeur blanche, ainſi que la pouſſière de même couleur qui étoient ſur le tube, ayant été diſſipée par une plus grande chaleur, il reſtoit, ſur le tube, une matière charbonneuſe que la chaleur de la flamme ne pouvoit détruire. Alors, j'ai donné plus d'activité à cette flamme, au moyen d'un ſiphon d'émailleur, & la matière charbonneuſe s'eſt diſſipée en vapeurs. Quelle conſéquence tirer de cette circonſtance aſſez ſingulière ?

*Arſenic détruit ou neutraliſé par la ſubſtance calcaire de l'*hépar.

J'AI conclu, d'après les procédés dont je viens de donner le détail, que l'arſenic s'étoit combiné intimement à une portion de ſubſtance calcaire, au point de ſe neutraliſer, & de former, avec elle, cette matière charbonneuſe en apparence, réfractaire & volatile, qui n'étoit plus ni arſenic, ni terre calcaire. Cet examen tend donc à prouver qu'il y a quelques portions de l'arſenic dénaturées par l'*hépar* calcaire, & doit inſpirer de la confiance en ſon uſage contre ce poiſon corroſif. Nos recherches, ſur cet objet, nous ont paru d'abord à nous-mêmes, minutieuſes; cependant, comme elles avoient pour but de procurer un moyen auſſi précieux que nouveau pour remplir un point de pratique important, nous avons cru ne devoir rien négliger & ne rien omettre pour constater son efficacité. Quand il est question d'assurer à l'humanité des ressources pour la conservation d'un bien aussi précieux que la santé & la vie, de lui éviter les plus cruelles douleurs, on ne peut pas être trop scrupuleux dans son travail, sur-tout lorsqu'il faut approfondir ce qu'il y a de plus caché dans la physique des êtres créés. C'est en marchant constamment sur cette ligne que l'on peut espérer de prendre la nature sur le fait, comme le disoit ingénieusement M. de Fontenelle, en parlant du grand Tournefort.

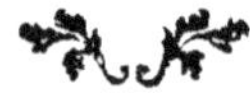

CHAPITRE VIII.

Rapport de l'eau de chaux avec l'arſenic. Utilité de cette eau coupée avec du lait, contre l'action corroſive de l'arſenic.

L'HÉPAR calcaire ayant un auſſi puiſſant rapport avec les portions arſenicales, il étoit naturel de chercher à ſavoir ſi la partie calcaire ſeule & proprement dite ne contribuoit pas à cette union, & ſi elle n'avoit pas elle-même un rapport direct avec l'arſenic. Pour s'en aſſurer, on a verſé de l'eau de chaux ſur de l'eau arſenicale ; il n'a paru d'abord aucun changement dans ce mélange ; l'inſtant d'après il a blanchi légèrement, & il s'y eſt formé un dépôt fort léger, mais en petite quantité, comme une eſpèce de fécule. Il réſulte, de cette obſervation, que l'eau de chaux ſeroit auſſi un contre-poiſon de l'arſenic; cependant comme le rapport entre ces deux ſubſtances eſt très-foible, & que l'eau de chaux, qu'il ſeroit néceſſaire d'employer pour opérer quelqu'action ſur l'arſenic, devroit être forte, cauſtique & déſagréable au goût, il ne ſeroit pas avantageux de l'employer ſeule contre les effets vénéneux de l'arſenic; d'ailleurs le bien qui en pourroit réſulter ſeroit ſi foible, qu'il ne dédommageroit pas du déſagrément que cauſeroit cette boiſſon. On pourroit cependant la corriger en la coupant avec le lait qui a, comme nous aurons occaſion de le voir, une propriété ſingulière contre la corroſion de l'arſenic. Cette union pourroit alors devenir d'autant plus utile, qu'il eſt facile de ſe procurer promptement un tel mêlange. On en feroit boire abondamment aux malades empoiſonnés par l'arſenic, juſqu'à ce que l'on pût avoir de l'*hépar ſulphuris*, ſoit calcaire, ſoit alkalin ſimple, ſoit alkalin martial. Nous parlerons inceſſamment de ce dernier.

Nous avons vu que les parties arſenicales, en ſolution, s'approprioient une grande quantité de la ſubſtance calcaire de l'*hépar* fait avec la chaux, tant dans le précipité que dans la ſolution obtenus par leur mêlange. La partie calcaire, dans cet *hépar*, a donc l'avantage de corriger & de réprimer beaucoup la corroſion de l'arſenic, ſans que, ſous cette forme, elle puiſſe nuire au corps humain.

CHAPITRE IX.

Hépar *calcaire par détonnation.*

COMME l'*hépar* calcaire, fait par la voie humide, eſt très-déſagréable au goût, j'ai pris le parti de le préparer par la voie sèche de la détonnation, attendu que la voie sèche de la fuſion, donne un *hépar* fort déſagréable.

On a pris un gros de nitre purifié, un gros de ſoufre commun & dix-huit grains de poudre d'écailles d'huître non-calcinées; on a fait détonner le tout par projection. Il en eſt réſulté une maſſe d'un gris blanc, qui avoit une légère ſaveur d'*hépar*. On en a jetté neuf grains dans deux onces d'eau chaude. Cette eau s'eſt éclaircie promptement, & a jauni, à l'inſtant, une lame d'argent; elle a même conſervé cette propriété pendant cinq ou ſix jours. Il

Il eſt prouvé par cette expérience qu'elle contient une aſſez grande quantité d'*hepar* fin, ce qui doit la rendre très-utile contre les mauvais effets de l'arſenic. Si cette ſolution d'*hépar* obtenu par détonnation, combat moins vivement les impreſſions de ce poiſon, que ne le fait l'*hépar* préparé par ébullition & par fuſion, on y ſuppléera en en buvant davantage. Elle pénètrera dans les ſecondes voies, pour y aller attaquer les parcelles vénéneuſes qui s'y ſeroient gliſſées.

Si, au lieu d'employer dans cet *hépar* par détonnation, la poudre d'écailles d'huître, on y ſubſtitue celle de coques d'œufs en même proportion, le procédé rend plus d'*hépar*, parce que la ſubſtance animale de l'œuf ne contenant point de ſel marin comme celle des huîtres, fournit des parties alkalines, qui forment un *hépar* fin avec le ſoufre. Si l'on ajoute à ce procédé, autant de ſel alkali de ſoude bien pur, & bien ſec, qu'il y a de poudre de coques d'œufs, la détonnation ſe fait avec crépitation & forte exploſion. Ce phénomène vient probablement de ce que la préſence du ſel alkali donne au mêlange, l'action de la poudre fulminante. L'*hépar* qui en réſulte, eſt auſſi plus abondant.

Les recherches que nous avons faites nous ont déjà fourni juſqu'ici pluſieurs moyens pour émouſſer l'action corroſive de l'arſenic. Nous avons cru cependant devoir les porter plus loin pour l'avantage de l'humanité.

CHAPITRE X.

Affinité du fer avec l'arſenic.

LA facilité avec laquelle l'arſenic s'unit & ſe combine avec le fer, nous a fait naître le projet d'examiner l'action de ce métal ſur l'arſenic. Mais ſous quelle forme falloit-il mettre le fer pour lui donner priſe ſur ce poiſon ? L'état de liquidité & de diſſolution paroiſſoit le plus convenable. Il falloit cependant, pour notre objet, qu'elle ſe fît ſans le ſecours d'aucun acide (*a*). D'après la propriété que j'avois reconnu dans l'*hépar ſulphuris* pour tenir certains

(*a*) Nous verrons cependant que les ſolutions métalliques, dans les acides, peuvent devenir des contre-poiſons de l'arſenic, dans quel cas, & de quel *medium* il faut ſe ſervir pour opérer cet effet ſalutaire.

métaux, l'or lui-même en ſolution, j'ai cru qu'il auroit la même action ſur le fer. Avant de procéder à aucune eſpèce d'union entre le fer & l'*hépar*, j'ai voulu conſtater l'affinité directe du fer avec l'arſenic.

PEMIER PROCÉDÉ.

Mêlange d'arſenic en poudre & de limaille de fer.

J'AI mêlé une partie d'arſenic en poudre avec deux parties de limaille de fer fine & non rouillée. On a humecté ce mêlange avec un peu d'eau de pluie, pour en former une maſſe. On l'a poſé ſur une ſoucoupe de porcelaine. Au bout de vingt-quatre heures, la maſſe s'eſt trouvée rouillée à ſa ſuperficie, mais colorée d'un jaune doré entre-mêlé d'un bleu d'azur (*a*). Vingt-quatre heures

---

(*a*) Cette circonſtance ne paroît pas facile à expliquer : on pourroit cependant

après, il n'y avoit pas d'autre changement, la maſſe étoit ſeulement plus dure. En la diviſant elle a formé une poudre humide qui répandoit une odeur ſemblable à celle qui émane du volcan artificiel de Lémery, avec cette différence, que le mêlange arſenico-martial ne s'eſt point échauffé comme le fait celui du fer & du ſoufre humecté d'eau. Cette matière arſenico-martiale expoſée au feu nud & modéré dans un matras, après l'évaporation de l'humidité, a fourni un ſublimé blanc cryſtallin conſidérable. Ce n'étoit autre choſe qu'un arſenic très-pur. L'odeur d'ail ou phoſphorique que cette poudre exhaloit en la jettant ſur le

---

préſumer que la partie colorante contenue, en quelque ſorte, eſſentiellement dans l'arſenic, fournit au fer une eſpèce de phlogiſtique qui en modère la rouille, & lui communique cette belle variété de couleur d'or azurée.

feu, en étoit une preuve convainquante (*a*).

DEUXIÈME PROCÉDÉ.

Mélange d'eau arſenicale avec la limaille de fer.

DE cette expérience, on ſeroit tenté de conclure que le fer n'eſt point propre à décompoſer l'arſenic, mais cette conſéquence ſeroit trop précipitée. Peut-être y avoit-il eu trop d'arſenic mêlé avec le fer, ou bien la forme sèche n'avoit-elle pu produire que la décompoſition de peu de parties arſenicales. Pour lever les doutes qui réſultoient de ce procédé, on a fait un mêlange

(*a*) Le rapport d'odeur entre l'arſenic & le phoſphore, fortifie encore la preuve d'analogie entre l'acide de l'arſenic & l'acide marin; car on ſait que c'eſt ce dernier acide qui domine dans le phoſphore caractériſé, comme l'arſenic, par l'odeur d'ail dans ſa combuſtion.

d'eau arſenicale & de limaille de fer bien pur, pour en former une pâte liquide. Cinq ou ſix jours après, la maſſe s'eſt trouvée rouillée à ſa ſuperficie, mais non azurée comme celle qui avoit été faite avec l'arſenic en poudre & la limaille, probablement parce qu'il n'y avoit point aſſez d'arſenic pour communiquer à la limaille cette partie colorante.

La maſſe sèche rouillée qui eſt réſultée du mêlange de limaille & d'eau arſenicale, étant diviſée, a exhalé une odeur propre au fer, qui eſt ouvert & pénétré par des ſubſtances humides & ſalines. On a mis cette poudre sèche dans un matras à col court, afin d'en laiſſer évaporer le reſte de l'humidité qui auroit fait caſſer le vaiſſeau. On l'a expoſé à un feu de ſable d'abord doux, que l'on a pouſſé enſuite avec activité, juſqu'à faire rougir le ſable. Il ne s'eſt élevé aucune partie blanche arſenicale. Voilà donc, pour cette fois, une union intime de l'arſenic avec le fer. J'ai mis ſur ma langue, en aſſez grande quantité une portion de la poudre reſtée au fond du matras, je l'y ai conſervé pendant un quart d'heure ſans en reſſentir la moindre impreſſion corroſive, pas même aucune âpreté. On paroît donc fondé à croire qu'il s'eſt fait, dans ce procédé, une décompoſition de l'arſenic, & que ſa qualité vénéneuſe a été ſubjuguée.

Arſenic décompoſé par le fer.

JUSQU'ICI tous les moyens que nous avions propoſés pour remédier aux funeſtes effets de l'arſenic, n'avoient que la propriété de l'émouſſer en l'enveloppant, & en lui mettant des entraves aſſez puiſſantes, à la vérité; mais actuellement nous avons la ſatisfaction de connoître, dans le fer, un moyen qui tend à la deſtruction totale du principe corroſif de ce redoutable poiſon.

CHAPITRE XI.

Solution du fer dans les hépars ſulphuris.

IL nous reſtoit cependant encore à trouver une manière commode de faire prendre, avec ſuccès, ce minéral ferrugineux ſi ſalutaire à ceux qui auroient eu le malheur d'être empoiſonnés par l'arſenic. Pour y parvenir, il étoit néceſſaire de rendre le fer ſoluble. Rien ne ſemble plus facile ; mais toutes les préparations ſolubles du Mars, ne ſont pas, à beaucoup près, également propres à cet effet. Le plus grand nombre ne ſeroient pas d'un grand ſecours. Nous ſommes partis de la propriété démontrée ci-deſſus dans l'*hépar ſulphuris*. pour dompter le poiſon de l'arſenic, nous en avons déduit, que ſi l'on pouvoit unir intimement le fer avec l'*hépar*, on en obtiendroit un contre-poiſon doublement efficace, en ce qu'il réuniroit les propriétés de l'*hépar* & celles du métal ferrugineux. Nous ne doutions pas que le fer ne pût être diſſous par l'*hépar ſulphuris*, puiſqu'il diſſout l'or, puiſqu'il diſſout ou atténue le mercure au point de le rendre ſoluble dans l'eau, & de paſſer avec lui, à travers les pores du papier (*a*). Nous avons donc procédé avec confiance à l'union du fer avec l'*hépar*.

Il ſe préſentoit deux manières d'opérer, la voie humide & la voie sèche. La première, qui conſiſte à faire bouillir de la limaille de fer avec l'*hépar ſulphuris*, ſoit alkalin, ſoit calcaire, ne diſſolvant que peu de Mars, j'ai eu recours à la voie

(*a*) J'ai communiqué cette découverte à l'Académie des Sciences en 1754, par un Mémoire que j'ai lu dans cette aſſemblée de ſçavans.

sèche qui m'a fourni deux procédés, celui de la fusion & celui de la détonnation. Je commence par ce dernier.

PREMIER PROCÉDÉ.

Hépar *martial par détonnation.*

On mêle parties égales de soufre, de nitre & de limaille de fer bien pure. On fait détonner le tout par projection. La détonnation finie, il faut retirer promptement le vaisseau du feu, & le couvrir exactement. Cette attention est essentielle; autrement toute la partie sulphureuse se dissiperoit, ce qui détruiroit l'*hépar*. Il résulte de cette opération, une masse très-dure, noire, d'un goût salin d'*hépar* fort âcre. Si on la casse, elle paroît parsemée de facettes éclatantes, d'un brun rougeâtre, produites par l'union du soufre avec le mars dans la fusion, d'où il résulte une espèce de substance pyriteuſe. Cette maſſe, réduite en poudre & raſſemblée en un tas, s'échauffe conſidérablement, ſans cependant prendre feu, comme le font les pyrophores.

Couleur verte de la ſolution de cet hépar *dans l'eau.*

SI l'on fait fondre de cet *hépar*, récemment fait, dans l'eau bouillante, de façon qu'elle en ſoit fort chargée, qu'on la paſſe par le filtre, elle eſt d'une belle couleur d'émeraude, & d'une forte ſaveur d'*hépar*, ſans en avoir l'odeur; elle donne promptement, à l'argent poli, une couleur d'un jaune rouge & azurée, qui devient noire ſi on l'y laiſſe trop long-tems. Cette liqueur, enfermée dans une bouteille bien bouchée, conſerve ſa couleur verte fort long-tems, mais au bout de douze ou quinze jours, elle la perd totalement, à meſure qu'elle dépoſe au fond & aux parois du vaiſſeau, une ſubſtance limoneuſe fine & très-noire. Cette ſubſtance ne peut venir que du fer extraordinairement diviſé. Le fer, dans cet état, & joint au phlogiſtique, forme du bleu de Pruſſe. On ſait de plus que le bleu mêlé avec le jaune, produiſent, par leur union, une couleur verte; il eſt, par conſéquent, hors de doute qu'il s'eſt fait une ſemblable combinaiſon dans cette ſolution d'*hépar* ferrugineux.

Cette ſolution, en ſe décolorant, perd beaucoup de ſon fer. Cependant elle en contient encore aſſez pour prendre une couleur légèrement rouge, en répandant de la noix de galle en poudre, ſur la ſurface du liquide.

CHAPITRE XII.

*Union de l'eau arſenicale avec la ſolution d'*hépar. *Utilité de l'eau d'*hépar *martial contre les accidents cauſés par l'action de l'arſenic.*

SI l'on verſe de l'eau arſenicale ſur de l'eau d'*hépar* verte, à l'inſtant la couleur verte diſparoît, l'eau devient claire, & ne colore plus l'argent. On reconnoît ici l'effet du tranſport des parties arſenicales ſur celles de l'*hépar*; le liquide ſe trouble enſuite légèrement, & laiſſe dépoſer un peu de poudre noire. Cet *hépar* martial, obtenu par détonnation, aura donc la propriété d'attaquer l'arſenic, & par ſa qualité d'*hépar* proprement dit, & par ſa qualité martiale. Nous ſommes fondés, d'après cette expérience, à conclure que cet *hépar* léger & pénétrant de ſa nature, étant employé intérieurement dans les empoiſonnemens par l'arſenic, ſe portera ſur les parcelles vénéneuſes fines de ce poiſon qui ſe ſeront déjà gliſſées dans le ſang, & qu'il préviendra les déſaſtres affreux qu'il produit infailliblement dans l'économie animale. On ſait que ceux qui ont eu le bonheur d'échapper à l'action primitive de ce poiſon, finiſſent par éprouver des tremblemens conſidérables dans tous leurs membres. Ces tremblemens ſont une ſuite de l'agacement que les molécules deſtructives de l'arſenic, produiſent ſur les nerfs, en quelque petite quantité qu'on les ſuppoſe. Nous en avons eu pluſieurs exemples ſous nos yeux. On eſt parvenu à guérir radicalement ces acidens par l'uſage des eaux de Bourbonne priſes à leur ſource; mais ces eaux, & toutes les autres eaux thermales de même nature, qui ne produiſent un effet ſi ſalutaire que par un *hépar ſulphuris* fin qu'elles contiennent (*a*), ont l'inconvénient de le perdre totalement par le tranſport. Il étoit important de pouvoir y ſuppléer, ſurtout pour les perſonnes qui ne ſont pas en état de faire les voyages néceſſaires. Les *hépar* factices que nous propoſons en fourniſſent les moyens les plus faciles & les moins diſpendieux.

(*a*) Elles colorent en rouge & en noir les vaiſſeaux d'argent que l'on y plonge à leur ſource.

CHAPITRE XIII.

Hépar *martial avec addition de subs- tance calcaire.*

Nous avons observé que les substances calcaires rendoient l'*hépar sulphuris* plus fin, plus pénétrant, & contribuoient à le charger d'une plus grande quantité de soufre. Il sera donc avantageux d'en joindre un peu au mêlange qui doit produire l'*hépar* martial par détonnation. La poudre d'écailles d'huîtres, ou celle de coques d'œufs, peuvent obtenir la préférence pour cet usage. Je me suis assuré que l'*hépar*, composé de cette manière, étoit beaucoup meilleur que l'*hépar* simple, même que l'*hépar* martial. La substance ainsi détonnée, fondue dans l'eau, à la dose d'un gros environ par pinte, procure un liquide propre à pénétrer jusque dans les vaisſeaux les plus éloignés, où elles attaquent les parcelles imperceptibles de l'arſenic qui s'y ſont gliſſées. Cette boiſſon a auſſi l'avantage ſur les autres *hépars*, d'être claire & beaucoup moins déſagréable. On la prendra avec peu ou point de répugnance. On pourra même y ajouter du ſucre ſans craindre d'en altérer la vertu; car l'expérience nous a prouvé que ce ſel eſſentiel n'y produiſoit aucune décompoſition. Cet *hépar* ne ſera pas moins utile pour en compoſer des bains.

Il conviendra également dans tous les cas où il faudra diviſer, affiner, atténuer la lymphe & les autres liqueurs blanches du ſang. Il agira de même à-peu-près ſur ſa partie albumineuſe qui eſt la plus compacte, & qui cède le plus difficilement aux atténuans, ſur-tout lorſqu'elle a pris un caractère inflammatoire. Car on ſait que les parties métalliques du fer, ſi affinées qu'on les ſuppoſe, roulant avec force dans les vaisseaux, y agissent sur les liquides en raison de l'action de leur masse multipliée par la vîtesse, & que les liqueurs soumises à ces agens ne peuvent éviter d'en éprouver une division & une atténuation réelle.

Je puis assurer avoir vu de très bons effets de l'*hépar* martial pris en boisson sous la forme d'eau minérale, contre l'action vénéneuse de l'arsenic, & dans les cas où les eaux thermales sulphureuses sont indiquées, lorsque les malades ne pouvoient aller aux sources salutaires que la nature fournit. Les eaux de ces sources mériteront cependant toujours la préférence en les prenant sur les lieux; parce qu'elles contiennent certains principes d'activité, sur-tout celui que leur procure le développement de l'air fixe qui abonde dans les entrailles de la terre. Je n'ai point entrepris, dans mon travail, de chercher des moyens pour donner aux eaux sulphureuses factices, des principes actifs & volatils analogues à ceux des eaux ſulphureuſes naturelles. Je ſuis cependant très éloigné de croire ces moyens impraticables.

Obſervation ſur les pyrites martiales.

AVANT de quitter cet article, nous obſerverons que l'on peut employer pour faire l'*hépar* martial par détonnation, les pyrites ſulphuro-martiales globuleuſes; que ces pyrites pulvériſées & unies au nitre, fourniſſent, au moyen de la détonnation, un très bon *hépar*, ainſi qu'un tartre vitriolé chargé de beaucoup de ſélénite Mais il eſt eſſentiel de ne pas donner cet *hépar* en ſubſtance, parce que la partie métallique des pyrites eſt ſi dure de ſa nature, qu'elle ne pourroit être diviſée par les ſucs gaſtriques, ni par ceux des inteſtins. On expoſeroit infailliblement, par ſon uſage interne, les entrailles à en être bleſſées considérablement. Le danger seroit beaucoup plus grand si on donnoit la pyrite pulvérisée, même alkoolisée, comme on fait prendre la limaille de fer, parce qu'elle agiroit alors, & par l'inflexible dureté de sa terre métallique, & par son principe vitriolique qui est dominant dans les substances pyriteuses. L'acier ou le fer fondus avec le soufre, ont les mêmes inconvéniens que les pyrites, parce qu'il résulte, de leur combinaison, une substance qui a toute la dureté de la pyrite, & qui lui ressemble presque à tous égards. On ne doit pas appréhender rien de pareil de la part du fer proprement dit, & purifié de sa mine. Lorsqu'il est suffisamment atténué sous la forme d'une limaille fine, & qu'il demeure pourvu de son phlogistique, il éprouve constamment, dans le corps, une division si considérable de ses molécules, que les organes les plus délicats, n'en peuvent être offensés.

CHAPITRE XIV.

Hépar *martial par fusion.*

L'HÉPAR martial, fait par détonnation, pénètre, à la vérité, très-facilement dans les réservoirs des liqueurs, mais comme il ne contient que peu de fer, & même peu de soufre, il ne pourroit opérer assez efficacement sur une quantité de parcelles arsenicales, dont l'action ne seroit point encore portée au-delà des premiès voies, & dont il seroit urgent de dompter l'activité. Nous avons, en conséquence, cherché un procédé, au moyen duquel on obtînt un *hépar sulphuro*-martial plus chargé de parties sulphureuses & ferrugineuses. La voie de la fusion nous a paru la plus propre pour l'obtenir.

On a mêlé exactement deux gros de soufre en poudre, autant de sel alkali de tartre, & un gros de limaille de fer non rouillée, même éprouvée par l'aimant pour plus grande sûreté (*a*). Ce mêlange a été

(*a*) L'utilité de la pierre d'aimant me rappelle une observation de pratique qui fait connoître de quel avantage sont les connoissances de la physique dans l'art de guérir. J'étois à la campagne, & consulté pour une femme hydropique; j'avois ordonné un vin médicinal préparé avec la limaille de fer, la poudre de l'oignon de scille, & l'absinthe, le tout infusé pendant plusieurs jours. On en devoit mettre quelques cuillerées dans une pinte d'eau pour servir de boisson. Quelque tems après, je retournai au même endroit, on me dit que la malade alloit excessivement à la garde-robe. La dose de l'oignon de scille prescrite pour une pinte de vin, dont on mettoit deux ou trois cuillerées dans une pinte d'eau, ne pouvoit produire un tel effet. Cette particularité me donna de la défiance. Je me déterminai à examiner ce que l'on avoit mis dans la bouteille, & je reconnus, par le moyen de mon couteau aimanté, que la poudre

mis dans un creuſet couvert, poſé ſur un feu doux, pour y laiſſer fondre les ſubſtances mêlangées.

Il eſt très-important, dans ce procédé, de veiller à ce que le creuſet ne rougiſſe point, car ſans cette attention, il arriveroit une décom-

---

métallique employée dans le vin médicinal n'étoit point de la limaille de fer. J'examinai attentivement cette poudre maſſive, & je vis que c'étoit du *crocus metallorum*. Mon jugement fut confirmé lorſqu'on m'eut avoué que c'étoit une poudre dont on ſe ſervoit pour les chevaux. Je ne fus plus occupé alors qu'à rendre utile, à la malade, ce *quiproquo* qui pouvoit lui devenir funeſte, ſi le remède n'eût pas été preſcrit à petite doſe. Je fis donc tranſvaſer le vin de deſſus le marc, & j'y fis mettre de la vraie limaille de fer. Mon intention étoit d'avoir, par ce moyen, un remède diurétique, tonique & laxatif. La malade en a continué longtems l'uſage *refractâ doſi*, comme il eſt dit ci-deſſus, & lui a été redevable d'une parfaite guériſon.

poſition

position bien contraire au but que l'on se propose, 1°. le mêlange en combustion perdroit beaucoup du soufre qui se dissiperoit ; 2°. le fer acheveroit de le détruire par son affinité connue avec l'acide sulphureux, de sorte qu'au lieu du soufre si essentiel à l'*hépar* qu'on voudroit obtenir, on auroit un vitriol martial, nuisible dans les circonstances pour lesquelles nous destinons cet *hépar* sulphuro-martial (*a*).

Lorsque nous avons jugé le mêlange suffisamment fondu, nous avons retiré le creuset du feu. Nous l'avons versé sur une table de

(*a*) Nous avons observé que l'*hépar* martial, même bien fait, & par fusion, qui donnoit beaucoup de marques d'*hépar* sur l'argent, n'en donnoit plus au bout d'un an, quoiqu'il eût été enfermé dans une bouteille exactement bouchée. L'*hépar* salino-alkalin fait par fusion, quoique fort chargé, perd aussi sa propriété par le laps d'environ deux ans, sur-tout si le feu de

marbre un peu huilée. La masse étant refroidie, nous l'avons cassée par morceaux, & enfermée dans une bouteille bien sèche, & chauffée pour en écarter l'air qui auroit pu apporter de l'humidité.

Si l'on met fondre une portion de cette matière dans quatre onces d'eau de pluie, bouillante, il en résulte un *hépar* liquide extrêmement chargé, qui a l'odeur, la saveur & la couleur jaune d'*hépar*, à un degré supérieur. Si on y plonge une lame d'argent, elle y devient, sur le champ, d'un jaune qui passe rapidement du plus clair au plus foncé, jusqu'à devenir rouge & noire.

---

fusion a été porté trop loin & si le soufre s'est enflammé, parce que tout l'acide sulphureux se porte sur sa base alkaline, & la neutralise; le soufre cesse d'être soufre, & de former *hépar*. Il faut que notre *hépar*, pour être bon, reste rouge après la fusion; car, s'il est brun, il a moins de vertu & ne la conserve pas long-tems.

CHAPITRE XV.

Union de l'eau arſenicale avec la ſolution d'hépar martial par fuſion. Phénomènes qu'elle préſente, conſéquences qu'on en doit tirer.

ON a verſé, ſur une once de cette ſolution d'*hépar* filtrée, trente à quarante gouttes d'eau arſenicale. Dans l'inſtant le mêlange eſt devenu d'un blanc ſale épais; il a dépoſé une poudre fine de même couleur, & très-abondante. Il eſt certain que dans le procédé de cet *hépar*, les parties du fer n'ont pas été réduites au point de diviſion où elles l'ont été dans le procédé de l'*hépar* obtenu par détonnation, parce que la chaleur qu'éprouve celui-ci, eſt incomparablement plus grande que celle du procédé fait par la voie de la fusion ; mais il contient beaucoup plus de soufre ; sa surabondance est prouvée par la quantité que l'eau arsenicale en a fait précipiter, tandis que dans l'*hépar* martial, obtenu par détonnation, elle n'a fait que changer la couleur verte de sa solution, & la troubler assez légèrement.

Nous étions fondés à croire que l'eau d'*hépar* martial, fait par fusion, contenoit du fer, mais il falloit le démontrer.

On a d'abord laissé précipiter de lui-même le soufre dominant de cette solution ; on a ensuite répandu sur la surface, de la poudre fine de noix de galle ; quelque tems après l'eau est devenue d'un rouge pâle. Voilà donc la présence du fer constatée ; alors la lame d'argent ne se colore plus dans cette eau. Outre la propriété de manifester la présence du fer dans cet *hépar* martial, la noix de galle a encore, par conſéquent, celle d'en précipiter le ſoufre. Ces deux précipitations du fer d'abord, enſuite du ſoufre par la noix de galle, m'ont donné lieu d'examiner ſi cette ſubſtance végétale n'auroit pas quelque pouvoir ſur la ſolution d'arſenic dans l'eau.

CHAPITRE XVI.

Action de la noix de galle sur l'arsenic.

J'AI répandu de la poudre de noix de galle sur de l'eau arsenicale, elle n'a paru y faire aucun changement pendant plus de vingt-quatre heures. Il ne s'est formé dans le mêlange, ni filament, ni nubécule, ni dépôt, ni changement de couleur. J'ai versé, sur de la nouvelle eau arsenicale, de la décoction de noix de galle bien chargée & filtrée, le mêlange s'est troublé légèrement au bout de quelques heures, & a formé un dépôt qui étoit une poudre fine. J'en ai conclu un certain rapport entre la partie terreuse & stiptique de la noix de galle & l'arsenic. Je ne perdrai point de vue cette circonstance qui deviendra intéressante, mais je l'abandonne, pour le présent, pour m'occuper des dépôts arsenicaux opérés par l'*hépar* martial.

Nous avons vu que l'eau d'*hépar* martial se coloroit en rouge par l'addition de la noix de galle, que par conséquent elle contenoit du fer. Nous avons aussi remarqué que les précipités formés de cet *hépar* liquide, par l'addition de l'eau arsenicale, étoient bruns, nous avons attribué cette couleur à des portions ferrugineuses, avec d'autant plus de fondement, que l'addition de la même eau arsenicale sur des *hépars* préparés sans *mars*, nous a donné des précipités très blancs. Il nous a paru essentiel d'éclaircir ce fait par une démonstration évidente, puisqu'il étoit question de bien constater la présence du fer dans cet *hépar*, & que de là dépendoit la vérification d'un nouveau moyen propre à détruire, même dans l'intérieur du corps, les pointes corrosives de l'arsenic.

J'ai, en conséquence, fait ramasser tous les dépôts bruns provenans de la précipitation de l'*hepar* martial par l'eau arsenicale. Je les ai mis dans un vaisseau sublimatoire; j'ai exposé le vaisseau à un feu assez actif pendant trois ou quatre heures. Ce tems révolu, le dôme du vaisseau étoit garni d'une substance grainée, d'un jaune plus foncé que celui du soufre. Après l'avoir laissé refroidir, on l'a cassé. Il s'est trouvé au fond, une poudre noire légère qui étoit attirée par le couteau aimanté. On a lavé cette poudre à l'eau chaude pour la dépouiller des parties salines. Après cette lotion, elle se portoit, avec une espèce d'activité, sur la lame aimantée, & s'y tenoit hérissée aussi fortement que de la belle limaille de fer. Par conséquent, l'*hépar*, d'où venoit cette substance, étoit vraiment martial. Or, nous avons vu que le fer ayant beaucoup d'affinité avec l'arsenic, en détruisoit la corrosion en totalité, ou en grande partie ; donc l'*hépar* martial sera d'un grand secours pour ceux qui auront pris intérieurement de l'arsenic. Bien plus, cet *hépar* pris sous forme liquide, deviendra l'antidote de ce poison, & par son soufre, & par sa partie salino-alkaline ou calcaire, & par son principe ferrugineux. Le soufre enveloppe les parties caustiques, l'alkali salin, ou la base calcaire, en répriment la dangereuse activité, mais le fer semble détruire la nature de l'arsenic par une véritable décomposition de ses élémens, & paroît être le seul intermède qui ait un pouvoir aussi caractérisé sur ce poison.

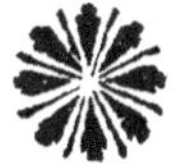

CHAPITRE XVII.

Hépar *phoſphorique.*

J'AUROIS rapporté beaucoup d'autres procédés d'*hépar-ſulphuris* que le plan de mon ouvrage m'a donné lieu de tenter, ſi je les euſſe cru d'une utilité réelle pour les lecteurs. J'obſerverai cependant avant que de quitter les *hépar ſulphuris*, que ceux où l'on a fait entrer beaucoup de fer ont la propriété de s'échauffer conſidérablement, lorſqu'après la détonnation & le refroidiſſement de la maſſe, on les a réduit en poudre & expoſés à l'air en un monceau. La chaleur qui s'y développe n'eſt pas aſſez grande pour leur faire prendre feu. J'en excepte cependant une eſpèce particulière, qui prend feu ſans même qu'il y ait de fer. En voici le procédé qui eſt ſimple, je le rapporte pour ne pas en souſtraire la connoiſſance aux curieux.

J'ai mêlé parties égales de ſel de ſoude purifié, bien ſéché au ſoleil, & de charbon de terre commun que l'on trouve auprès d'Orbay, en Brie. J'ai mis le mêlange pulveriſé dans un creuſet ſec, bien luté. Je l'ai expoſé au feu que l'on a pouſſé juſqu'à ce que le creuſet & ce qu'il contenoit fuſſent parfaitement rouges. Le vaiſſeau étant refroidi, on a verſé la poudre ſur du papier. Peu de tems après elle s'eſt échauffée juſqu'à brûler la main; enfin elle a pris feu, ainſi que le papier. Une portion de cette poudre jettée dans de l'eau froide, lui a donné la propriété de teindre promptement la lame d'argent en jaune & en rouge.

CHAPITRE XVIII.

Utilité de l'addition d'un alkali salin, à l'eau arsénicale, pour faciliter la décomposition de l'arsénic par les solutions ferrugineuses acides.

Nous avons vu que les alkali salins avoient la puissance d'adoucir beaucoup l'arsenic & de le tenir sous une forme très divisée : j'ai cru qu'ils pourroient devenir aussi un moyen de faciliter beaucoup l'action du fer sur l'arsenic. Il ne m'a point paru impossible que par ces secours toutes les solutions martiales acquissent la faculté de pénétrer même à fond, ce poison minéral avec d'autant plus de succès, que le fer paroît être celle de toutes les substances, avec laquelle il a le plus de rapport & d'intimité. Mais il faut préalablement que l'arſenic ſoit en ſolution dans l'eau, & diviſé enſuite par un alkali ſalin pour que les ſolutions martiales faites par les acides, puiſſent avoir priſe ſur ce corroſif. C'eſt une obſervation qui n'a point échappée à M. Macquer (*). Il a reconnu que les ſolutions métalliques, dans les acides, précipitoient l'arſenic & s'uniſſoient à lui lorſqu'il étoit joint à un alkali. Il n'en excepte que le mercure uni à l'acide marin & l'or uni à l'eau Régale, qui le précipitent ſans qu'il ſoit beſoin d'alkali. J'ai cependant remarqué que la ſolution de mars dans le vinaigre décompoſoit & précipitoit promptement & abondamment l'eau arſenicale ſans qu'elle fût unie à un alkali. Il eſt vrai que l'arſenic, ſans addition d'alkali, ne

---

(*) Voyez ſes Elémens de Chymie, page 168.

peut être autant adouci par cette liqueur aceto-martiale, que si ce sel s'y trouvoit uni; parce que si le fer qu'elle contient se porte sur ce poison minéral, l'acide, quoique végétal, de la solution, faute de rencontrer un alkali salin qui le neutralise, s'appropriera infailliblement des parties arsenicales qui seront, dans cet état, toujours capables d'opérer de mauvais effets. Cet inconvénient n'aura pas lieu si la solution arsenicale est combinée avec un alkali salin. Les solutions acidulo-métalliques ferrugineuses, soit végétales, soit minérales, que l'on versera sur ce mêlange, opéreront en raison d'un méchanisme tout différent. 1°. L'alkali salin, par un rapport plus puissant, enlevera au fer l'acide, soit végétal, soit minéral, qui lui sera uni pour se l'approprier; 2°. le fer, livré à lui-même, se portera sur l'arsenic dissous avec toute l'activité que peut produire un rapport d'affinité, il s'en appropriera l'acide, de ſorte que la partie ſimplement réguline de ce minéral, deſtituée de ſon véritable corroſif, ſera ſans aucune action dangereuſe. Nous avons conſtaté, par l'expérience, les faits que nous rapportons.

CHAPITRE XIX.

L'encre ordinaire considérée comme contre-poison de l'arsenic.

Si l'on verse de la solution acéto-martiale sur de l'eau arsenicale imprégnée légerement d'alkali de tartre, il s'y fait sur le champ un coagulum très épais, suivi d'un précipité considérable de couleur d'ocre. On obtient absolument le même produit si on se sert d'une legère solution de vitriol de mars, nommé vulgairement couperose verte. L'encre opère le même effet, parce qu'elle contient du vitriol de mars & de la noix de galle, dont nous avons fait voir l'action sur la solution de l'arsenic.

Quoique l'on regarde vulgairement l'encre comme un poison, il suffit de savoir ce qui entre dans sa composition pour être certain du contraire (*a*) ; voici une preuve convincante qu'elle n'est pas vénéneuse.

Une personne, extrêmement altérée pendant les grandes chaleurs de l'été, prit sur un buffet, dans un endroit obscur, une bouteille pleine d'encre pour une bouteille de biere. Elle en emplit un grand verre & le vuida en entier avec tant d'avidité, qu'elle ne s'apperçut de l'erreur qu'après la déglutition. Le bruit s'en répandit promptement dans toute

(*a*) Il ne pourroit y avoir d'encre dangereuse que celle où l'on feroit entrer du vitriol bleu. Il est vrai que certaines personnes, sûrement peu versées en Chymie, ont fait entrer quelquefois de ce vitriol cuivreux dans l'encre, dans l'intention de la rendre plus noire ; mais comme l'expérience a fait connoître aux personnes les moins instruites, qu'il jaunissoit l'écriture bien loin de la noircir, il est rare de trouver de l encre qui contienne de ce vitriol vénéneux.

la maiſon où j'étois alors. J'aſſurai qu'il n'y avoit rien à craindre. Je fis boire ſur-le-champ à la perſonne qui avoit fait la mépriſe, une grande quantité d'eau froide à pluſieurs repriſes. Elle en vomit une partie, mais elle fut guérie de cet accident dans le jour, & n'a dans la ſuite éprouvé aucune altération dans ſa ſanté. Je lui ai fait prendre, quelques jours après, un purgatif doux, huileux, pour emporter les parties martiales qui avoient pu reſter dans le canal inteſtinal.

L'encre ordinaire, d'après le précipité qu'elle occaſionne dans l'eau arſenicale imprégnée d'alkali, doit donc être rangée au nombre des contre-poiſons de l'arſenic. Elle poura donc en ſervir au beſoin en la faiſant précéder de quelque boiſſon alkaline. Elle s'oppoſera efficacement à l'action du corroſif, & en préviendra heureuſement les ravages, tant à raiſon du vitriol martial qu'elle contient, que par les propriétés de la noix de galle qui est un de ses ingrédiens essentiels.

Il se présente cependant un objection. On observe bien, dira-t'on, une certaine affinité entre l'encre & l'eau arsenicale, ou plutôt entre leurs ingrédiens; elle est prouvée par le coagulum & la précipitation marquée qui résultent de leur combinaison; mais le vitriol a été décomposé dans la confection de l'encre, par la partie stiptique de la noix de galle, & ne peut plus former affinité. Je réponds, 1°. qu'il reste toujours dans l'encre une partie de vitriol qui n'est pas décomposée, & dont le fer dissous peut former affinité avec l'arsenic; 2°. que la grande quantité de noix de galle qui se trouve dans l'encre, supplée à ce qu'il y a de vitriol décomposé; 3°. que le fer qui provient du vitriol décomposé, demeurant suspendu dans l'encre dans un état de division considérable, ne manque pas de se porter sur l'arsenic.

Nous n'entrons ici dans cette discussion physico-chymique, qu'afin de bien apprécier les secours que l'on peut donner provisoirement aux personnes qui auroient été empoisonnées par l'arsenic. La combinaison de tous ces raisonnemens nous a conduit à d'autres découvertes dont on connoîtra facilement l'utilité.

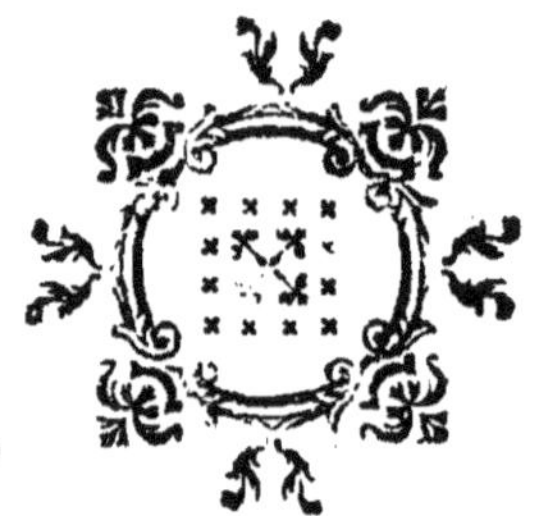

CHAPITRE XX.

Utilité du ſavon contre les effets de l'arſenic.

NOUS avons vu que les alkali ſalins avoient une double propriété, celle d'adoucir la grande activité du poiſon arſenical, & celle de favoriſer la combinaiſon du même poiſon avec le fer qui eſt le plus puiſſant deſtructeur du principe vénéneux de l'arſenic. Ce point de vue m'a fait eſpérer que l'on pourroit trouver dans les ſavons les mêmes propriétés que dans les alkali ſalins, & qu'en outre, l'huile qui entre eſſentiellement dans ce mixte, en augmenteroit la vertu corroſive & a[illegible]énéneuſe.

J'ai verſé de l'eau de pluie imprégnée de ſavon commun ſur de l'eau arſenicale. Ce mêlange ne s'eſt nullement troublé. Le ſavon a donc uniquement servi à alkaliser les parties arsenicales, & à leur donner une certaine douceur. J'ai ensuite ajouté au liquide de la solution martiale acéteuse. Elle y a produit sur le champ une grande décomposition & un précipité très-abondant de couleur de rouille, selon le méchanisme des affinités dont nous avons parlé. La solution de vitriol de mars y a produit à peu-près les mêmes effets. Le savon sera donc une nouvelle ressource que l'on aura facilement sous la main pour arrêter les premiers effets de l'arsenic, en le corrigeant comme alkali, en lui donnant des entraves comme huileux, & en favorisant l'action du fer sur ce minéral corrosif.

Quoique les moyens proposés jusqu'ici contre la corrosion de l'arsenic aient beaucoup d'efficacité, nous avons crû cependant devoir poursuivre nos recherches sur le même objet.

Il vient dans l'esprit de tout le

monde de faire boire promptement & abondamment du lait ou de l'huile à ceux qui ont pris intérieurement de l'arſenic, dans la ſeule vue d'adoucir le poiſon : nous avons remarqué combien d'autres points de vue on avoit à remplir pour empêcher les dangereux effets de ce corroſif. Mais comme on ne doit rien négliger de tout ce qui peut concourir au ſoulagement de l'humanité, nous avons voulu bien apprécier & connoître l'action du lait & des huileux ſur l'arſenic.

CHAPITRE XXI.

Union du lait avec l'arſenic. Sa ſubſtance vénéneuſe empêche la coagulation de ce liquide animal.

IL paroît naturel, jusqu'ici, de ranger l'arſenic dans la claſſe des ſubſtances ſalino-minérales neutres. On lui reconnoît l'inſidieuſe propriété de ne préſenter d'abord au goût aucune âcreté, celle de ne ſe laiſſer entamer ni par les acides ni par les alkalis; s'il n'occaſionnoit aucun *coagulum* dans le lait, nous aurions une preuve complète de ſa neutralité ſaline. Mais il falloit s'aſſurer par un ſcrupuleux examen de cette circonſtance d'autant plus intéreſſante, que ſi le fait étoit conſtant, le lait deviendroit un correctif de l'action corroſive de l'arſenic, à raiſon de la grande quantité de parties butyreuſes qu'il contient

contient ſous une forme miſcible avec les aqueux.

Pour acquérir les lumières néceſſaires ſur cet objet, on a verſé trente à quarante gouttes d'eau arſenicale dans environ demi-once de bon lait nouveau & froid. Il ne s'eſt fait aucun changement dans le liquide, même en l'agitant. Au bout de vingt-quatre heures on n'y a remarqué d'autre effet que l'élévation d'un peu de crême au-deſſus du liquide. On l'a agité de nouveau, ſans qu'il s'y ſoit formé aucun caillebotage. Au bout de quarante-huit heures, nul autre changement, nulle autre altération. Quatre jours après, le lait étoit encore le même, cependant avec plus de crême à ſa ſuperficie. Sa fluidité s'étant également conſervée pendant pluſieurs jours, on a plongé la bouteille qui le contenoit, dans l'eau chaude que l'on a fait bouillir quelques minutes, puis on l'a laiſſé refroidir. Malgré ces épreuves ſi propres à faire coaguler le lait, il ne s'eſt ni tourné ni cailleboté : bien plus, il n'avoit pas même l'odeur d'aigre, mais uniquement celle d'une vieille crême.

Ce mêlange d'eau arſenicale avec le lait, poſé ſur la langue & frotté ſur les lèvres, n'y laiſſe d'abord aucune impreſſion ; peu de tems après on reſſent quelque âcreté, mais pas ſi vive, à beaucoup près, que celle qu'y produit l'eau arſenicale ſeule. Ces obſervations prouvent que l'arſenic a une action marquée & bien ſingulière ſur le lait, puiſqu'il lui conſerve ſa fluidité ſi long-tems, même en l'expoſant à la chaleur de l'eau bouillante. Si l'arſenic poſſède une telle action ſur un liquide qui ſe coagule avec tant de facilité, quel effet ne doit-il pas produire dans le corps humain ſur les liqueurs animales chaudes & en mouvement. Il ne peut que les mettre dans une grande fonte & une colliquation mortelle. Ce ſeroit donc avoir une idée peu juſte de l'action de l'arſenic que de le regarder comme un poiſon coagulant en vertu de ſon acide. Mais ſi l'arſenic a tant d'action ſur le lait, ce liquide animal en a réciproquement beaucoup ſur ce poiſon.

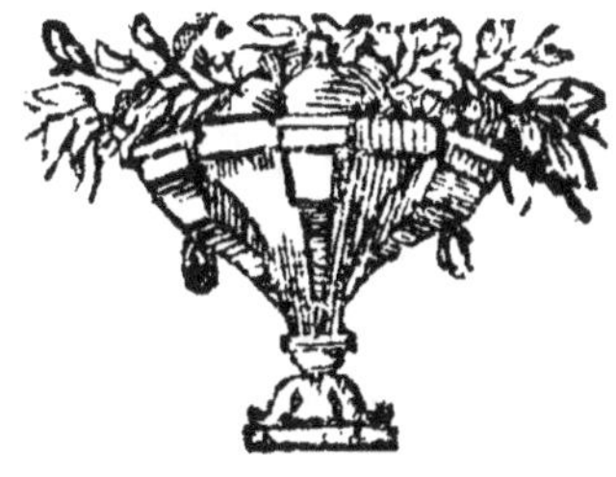

CHAPITRE XXII.

*Union du lait arſenical avec l'*hépar *calcaire.*

L'ARSENIC tenant ainſi le lait très-diviſé & paroiſſant déja lui-même adouci par les parties graſſes de ce liquide animal, il étoit important de ſavoir, ſi, ſous cette forme, ce poiſon ne pouroit pas encore recevoir un correctif plus puiſſant. Pour s'en aſſurer, on a verſé de l'*hépar* calcaire liquide ſur du lait arſenical, tel que nous l'avons déſigné ci-deſſus. À l'inſtant le mêlange s'eſt épaiſſi, & peu de tems après il s'eſt formé au fond du vaiſſeau un dépôt blanc jaunâtre, léger & très-abondant. Voilà donc une preuve que cet *hépar* a la puiſſance de s'unir aux parties arſenicales étendues & embarraſſées dans le lait. Il s'en exhale alors une odeur laiteuſe plus fétide, qu'avant l'addition de l'*hépar* calcaire. Après la formation du dépôt, le liquide qui surnage est encore laiteux. Ce fait prouve que le caillebotage du lait a peu ou point de part à ce dépôt, & combien doit être grande la puissance dissolvante & destructive de l'arsenic, sur tout liquide animal.

CHAPITRE XXIII.

*Union du lait arſenical avec l'*hé-par *martial alkalin.*

APRÈS m'être aſſuré de l'action de l'*hépar* calcaire ſur le lait arſenical, j'avois à examiner celle de l'*hépar* martial alkalin ſur le même lait. J'ai verſé de cet *hépar* liquide ou fondu dans de l'eau de pluie, ſur une autre portion de lait empoiſonné par l'arſenic ; le mêlange ne s'eſt point épaiſſi comme celui où étoit entré l'*hépar* calcaire, on a bien agité le vaiſſeau, on l'a laiſſé repoſer pluſieurs jours ſans qu'il s'y ſoit formé aucun épaiſſiſſement dans le liquide ; il eſt au contraire devenu plus fluide. La crême ou la partie butyreuſe a gagné la ſuperficie, mais il s'eſt dépoſé au fond du vaiſſeau un précipité gris noir, comme une poudre très-fine fort abondante. Elle provenoit ſans doute de l'union du fer, contenu dans l'*hépar* martial avec des parties arſenicales. Le mars qui eſt dans l'*hépar ſulphuris* martial a donc auſſi la propriété de chercher à travers les parties rameuſes du lait, la ſubſtance arſenicale, & de s'unir à elle par ſon grand rapport avec l'arſenic. L'acide de ce poiſon n'eſt donc pas la cauſe du caillebotage du lait que l'on vomit peu de tems après l'avoir pris; puiſqu'il ne domine pas dans l'arſenic. N'eſt-il pas d'ailleurs démontré qu'il empêche la coagulation du lait? On doit, au contraire, l'attribuer aux levains acides des premières voies.

Puiſque le lait ne ſe coagule pas avec l'eau arſenicale, & que cependant les malades empoiſonnés avec l'arſenic rendent quelquesfois le lait caillé, ainſi que nous l'avons vu chez quelques-uns, on pouvoit penſer que cette différence venoit peut-être de ce qu'il y avoit dans leur eſtomac une ſubſtance arſenicale très-concentrée, ou même de la poudre d'arſenic qui ayant beaucoup plus de puiſſance ſur le lait que l'eau arſenicale l'avoit coagulé. Pour éclaicir ce fait, j'ai mis de la poudre très-fine d'arſenic dans du bon lait froid. Il ne s'y eſt fait, dans l'eſpace de vingt-quatre heures, aucune coagulation. Le lait s'eſt au contraire fort éclairci, & il s'eſt élevé beaucoup de parties butyreuſes à la ſuperficie. Comme toute la poudre arſenicale ne s'étoit pas fondue, le lait qui touchoit à cette poudre, dont il avoit par conſéquent éprouvé toute l'action poſſible, n'en étoit pas plus coagulé que tout le reſte du liquide laiteux. On a expoſé enſuite le vaiſſeau à la chaleur de l'eau bouillante juſqu'à faire bouillir le lait, il n'eſt arrivé d'autre changement qu'une diſſolution plus parfaite de ce liquide. Il eſt donc prouvé une ſeconde fois que la coagulation dans l'eſtomac du lait que quelques malades empoiſonnés par l'arſenic rendent par le vomiſſement, ne peut être attribuée à l'arſenic.

Conſéquences qui réſultent d'après les expériences, en faveur du lait contre la corroſion de l'arſenic.

Nous venons de voir la puiſſance réciproque du lait & de l'arſenic l'un ſur l'autre; nous penſons que ce liquide animal ne pouvant être coagulé par les parties arſenicales, doit corriger davantage ce poiſon que ne le peuvent faire les huileux, parce qu'il eſt miſcible avec les aqueux, que les corps gras ne le ſont nullement, à moins qu'ils ne ſoient réduits ſous une forme ſavoneuſe. Il deviendra donc un bon correctif de l'arſenic. Ainſi une grande quantité de lait priſe intérieurement adoucira beaucoup ſon action corroſive; en ſorte que ſi l'on joint à ſon uſage celui des correctifs *par affinité*, ou les réactifs que nous avons indiqués, l'action vénéneuse de l'arsenic sera anéantie, si toutes fois ces secours sont administrés à tems.

Il suit encore de toutes nos observations sur le lait, que ce liquide animal sans détruire tout le vénéneux de l'arsenic, est cependant un bon moyen pour l'adoucir & qu'on doit avoir beaucoup de confiance dans son usage. Mais il faut considérer ses effets dans deux tems différens, auxquels il convient d'en faire usage; soit comme contre-poison de l'arsenic, soit comme un simple adoucissant. Nous réservons cet examen pour le traitement méthodique que nous proposerons pour la cure des empoisonnemens qu'occasionne l'arsenic. Il nous reste à considérer la valeur des secours que l'on peut tirer des huileux que l'on regarde communément comme très-efficaces; car il ne faut point se faire illusion ni rester dans une trop grande ſécurité & dans l'inaction, tant que l'on a lieu de ſoupçonner la préſence des moindres veſtiges de parties arſenicales dans un corps animé. C'eſt un ennemi ſi redoutable, que quoique bridé & enchaîné de toutes parts, il eſt encore ſuſceptible de nuire.

CHAPITRE XXIV.

Insolubilité de l'arsenic dans les huiles, à moins qu'elles ne soient bouillantes ; leur peu de succès dans les empoisonnemens causés par l'arsenic.

NOUS avons cru que les corps gras, & particulièrement ceux qui sont sous la forme d'huile, seroient un bon remède contre le poison de l'arsenic, si ce minéral corrosif pouvoit y être dissous. Nous avons vu le bon effet que l'huile produit sur ce minéral vénéneux lorsqu'elle est réduite en savon, mais nous voulions la traiter sous une autre point de vue.

J'ai mis dans demi-once d'huile d'olive dix à douze grains d'arsenic blanc, qui avoit été réduit en poudre très-fine avec un peu d'eau;

(précaution dont j'ai déja fait ſentir l'importance). Après avoir bien agité le tout dans une bouteille, l'arſenic n'y a éprouvé aucune diſſolution. J'ai mis alors le vaiſſeau ſur le feu; l'arſenic s'y eſt diſſous totalement avec une grande facilité, lors que l'huile a été bouillante; il n'a pas paru s'y diſſoudre avant ce dégré de chaleur. L'huile a pour lors acquis une très-grande fétidité. Elle venoit ſûrement de l'union de l'arſenic qui ſe volatiſoit avec des vapeurs huileuſes. Car la même huile bouillie ſeule n'a point contracté de mauvaiſe odeur. J'ai verſé ſur une partie d'huile arſenicale trois ou quatre parties d'*hépar* calcaire liquide, très-chargé. J'ai agité le vaiſſeau. Il s'y eſt formé un *coagulum* blanc, très-épais, qui produiſoit une eſpèce de ſavon. Il réſulte également un *coagulum* du mêlange de l'*hépar* calcaire, liquide, avec de l'huile d'olive non arſenicale, mais moins blanc & moins épais que celui qui résulte de l'huile arsenicale. Cette différence annonceroit que le soufre de l'*hépar* calcaire se seroit porté sur des parties arsenicales dissoutes dans l'huile, en sorte qu'on pourroit, par ces moyens, leur donner des entraves. Mais il se présente plusieurs obstacles qui en rendent le succès comme impossible dans le corps humain, 1°. la nécessité de rendre l'huile bouillante pour qu'elle dissolve l'arsenic; 2°. l'humidité dont l'arsenic se trouve toujours abreuvé dans l'estomac, l'empêcheroit de s'unir à l'huile la plus chaude que l'on pouroit prendre intérieurement. Ainsi les huileux ne peuvent être donnés dans de pareils cas, que comme des adoucissans & des assouplissans. Nous examinerons quelle place ils doivent tenïr dans le traitement curatif de ceux qui seroient empoisonnés par l'arsenic.

Le baume de ſoufre ne peut avoir d'action ſur l'arſenic.

Si l'huile pouvoit opérer un effet réactif ſur l'arſenic & en devenir le correctif, ſa combinaiſon avec le ſoufre, connu ſous le nom de baume de ſoufre, ajouteroit beaucoup de valeur à ſes propriétés particulières. Mais le ſoufre de cette combinaiſon ne pourroit ſe porter dans le corps humain ſur l'arſenic; parce que ce poiſon y eſt toujours ou envelopé de liquides, ou diſſous dans des menſtrues aqueux qui ne contractent aucune liaiſon avec un compoſé huileux.

CHAPITRE XXV.

Dangers des vernis arſenicaux.

On parle tous les jours de vernis dangereux. Nous ignorons ſi tous ou quelques-uns de ceux que l'on qualifie de la ſorte, ſont préparés avec de l'arſenic fondu dans des huiles deſſicatives. Il eſt certain qu'on peut faire de très-beaux vernis par ce moyen ; mais nous penſons qu'on ne peut rien employer en ce genre de plus pernicieux. On devroit en défendre ſévèrement l'uſage. Sur quelque Ouvrage que l'on puiſſe employer un vernis de cette eſpèce, il ſera toujours extrêmement dangereux, parce qu'une huile de quelque nature qu'elle ſoit, ne ſuffit pas pour corriger l'arſenic. Si on l'emploie ſur des tabatières, il peut à la longue s'en détacher des parcelles qui tombant dans le tabac, feront d'autant plus dangereuſes qu'elles feront plus ſèches & plus ſolubles dans le *mucus* des narines. Il pouroit s'en ſuivre, par l'action corroſive de l'arſenic, des polypes ou des excroiſſances de chair cancéreuſes dans le nez, ſur la partie poſtérieure du Palais, dans la gorge, &c.; & d'autres accidens intérieurs que l'on auroit d'autant plus de peine à guérir que l'on en ignoreroit la cauſe. Les mains ſans ceſſe occupées à frotter ces tabatières pour en rendre le vernis plus éclatant, empoiſonneroient plus ou moins tout ce que l'on toucheroit, un fruit frais que l'on pèleroit, le pain que l'on couperoit, &c. Si l'on applique ce vernis ſur des meubles, ſur des lambris, &c.; dans combien de circonſtances ne peut-il pas s'en détacher des parties qui deviendroient nuiſibles à la ſanté. N'y eût-il des inconvéniens que pour les ouvriers qui fabriqueroient ou qui emploieroient ce vernis, ce ſeroit une raiſon ſuffiſante d'en interdire l'uſage ; la vie des artiſans eſt chère à l'Etat, à leurs familles, & mérite que l'on s'y intéreſſe, & que l'on prenne les meſures les plus ſages pour la leur conſerver, même malgré eux. Ce vernis ſeroit également dangereux, & dans ſa préparation & dans ſon application. Car 1°. en faiſant fondre l'arſenic dans un huile bouillante, il s'en exhale une odeur fétide très-nuiſible qui vient, comme nous l'avons obſervé ci-deſſus, de ce que, par la grande chaleur de l'huile bouillante (*a*), il s'en élève des parties arſenicales en grande quantité. Ces molécules ſont, comme on le ſait, très-volatiles; puiſque, d'après les ingénieuſes & ſavantes obſervations de M. Macquer, il ſuffit pour obtenir

(*a*) La chaleur de l'huile bouillante excède de beaucoup celle de l'eau bouillante, puiſqu'elle fond le plomb.

beaucoup de régule d'arſenic, d'incorporer ſa poudre blanche avec de l'huile, & d'expoſer ce mêlange dans un vaiſſeau pour ſublimer; que, de cette manière, tout l'arſenic ſe volatiliſe, & s'attache au dôme du vaiſſeau ſous une forme réguline. Ainſi la prodigieuſe quantité de parcelles arſenicales qui s'élèveroient de l'huile bouillante où elles ſeroient en ſolution, porteroient inconteſtablement un préjudice conſidérable à la ſanté. J'en ai moi-même l'expérience; car, quoique j'aie fait fondre très-peu d'arſenic dans l'huile pour conſtater mes recherches, j'en ai cependant été incommodé. A combien de riſques, pour leur ſanté & pour leur vie, ne ſeroient pas expoſés les ouvriers qui emploieroient un tel vernis, à raiſon de la quantité qu'ils ſeroient obligés d'en faire & d'en employer, & par les vapeurs qu'ils en recevroient pendant la deſſiccation. Enfin combien de parcelles n'en absſorberoient-ils pas dans l'opération du *poli*. Je m'abſtiens encore de rechercher ce que deviendroit la quantité prodigieuſe de petits fragmens de ce vernis qu'on eſt obligé d'enlever dans ce travail.

CHAPITRE XXVI.

Inutilité de l'arſenic, néceſſité de l'exclure du commerce dans tout le Royaume. Moyens de ſuppléer ſans dangers, aux ſecours prétendus utiles que l'on tire de l'arſenic.

CE ſeroit ſûrement rendre un ſervice important à la ſociété, que d'informer le Miniſtère de tous les dangers auxquels l'arſenic expoſe les citoyens dans un Etat. On doit faire des vœux pour que tout uſage de cette ſubſtance vénéneuſe ſoit interdit, & pour qu'elle ſoit proſcrite du Royaume. Elle n'y eſt d'aucune utilité. Il eſt plus prudent de laiſſer l'arſenic dans les pays du Nord où il prend naiſſance, & où la Providence, qui a tout fait avec une profonde ſageſſe, l'a rendu abondant pour y ſervir à purifier les métaux & les demi-métaux des matières réfractaires & hétérogènes dont ils ſont remplis. L'arſenic opère cette dépuration en facilitant la fuſion des mines. On peut voir, à ce ſujet, l'article de l'arſenic dans le Dictionnaire de Chymie de M. Macquer.

Les Maréchaux emploient, avec quelqu'apparence d'utilité, l'arſenic pour déterger les plaies ulcéreuſes & fongueuſes des chevaux, mais on peut y ſuppléer plus utilement par quelqu'autre préparation qui opéreroit le même effet ſans expoſer aux dangers de l'arſenic. L'onguent Egyptiac, préparé avec le miel, le vinaigre & le cuivre, fournit un puiſſant & excellent déterſif. Si l'on a beſoin d'un eſcarrotique, on peut employer la pierre à cautère, ou ſeule, ou étendue dans des ſubſtances mielleuſes ou ſavonneuſes. On a de plus, toutes les préparations mercurielles aiguiſées d'acides, soit sublimées, soit précipitées en blanc, en jaune ou en rouge. On a enfin l'argent chargé de l'acide concentré du nitre, connu sous le nom de pierre infernale. Il n'y a point de *fungus* charnus, de concrétions polypeuses, de tumeurs glanduleuses qui ne cèdent à l'usage externe de ces caustiques. Ainsi de quelle utilité devient donc l'application de l'arsenic & de ses préparations, telles que l'orpiment, le réalgar; puisqu'elle est toujours accompagnée de dangers. J'en ai vu plusieurs fois de funestes exemples, spécialement sur des malades pour lesquels on s'étoit servi d'orpiment en poudre, dans la vue de détruire des concrétions cancéreuses au sein. Ces personnes sont péries au bout de quelques jours, en proie aux plus cruelles convulsions, accompagnées de violentes palpitations de cœur; ces accidens étoient occasionnés par la pénétration des parcelles fines de ce poison, jusque dans l'intérieur des organes vitaux.

Cauſtique doux que l'on doit ſubſtituer à l'arſénic pour le traitement des cancers.

PENDANT que l'arſenic & ſes préparations ſont ſi meurtrières lorſqu'on les emploie, même extérieurement, on a ſous la main des ſecours qui ſont à l'abri de tout danger. J'ai eu la ſatisfaction de voir emporter en entier des cancers volumineux, par de légères applications ſouvent renouvellées d'un mêlange d'huile de tartre alkaline, de chaux vive, de ſavon, de fleurs de ſoufre & d'eau que j'avois conſeillé à cet effet. Cette préparation n'eſt autre choſe qu'un *lapis cauſticus* doux, combiné avec un *hépar ſulphuris*, & ne fait ſouffrir que très-légèrement les malades (*a*).

(*a*) Le deſir d'être utile à l'humanité, m'a porté à rendre public ce moyen de

Proſcrivons donc à jamais l'uſage de l'arſenic, le plus redoutable & le plus indomptable des poiſons corroſifs. Qu'on ne permette pas même de s'en ſervir pour les arts & métiers uſités en France. S'il a la propriété de blanchir le cuivre parfaitement, & de le rendre, en apparence, auſſi beau que l'argent, tout ce qui ſeroit fait avec cet argent bâtard, n'en ſeroit que plus pernicieux, ſur-tout

---

guérir les cancers, les tumeurs cancéreuſes, ſcrophuleuſes .. Je l'ai fait employer pluſieurs fois avec ſuccès, en l'accompagnant d'un traitement intérieur convenable à la nature du mal, aux ſujets, aux circonſtances. Le traitement des groſſes maſſes cancéreuſes, par cette méthode, exige cependant des attentions qu'il eſt bon d'obſerver. A meſure que la maſſe de corruption ſe détruit, comme il s'y trouve ordinairement de gros vaiſſeaux, il faut avoir ſoin lorſqu'ils s'ouvrent, d'y faire des ligatures, ou d'y appliquer de l'agaric de chêne. Quand tout ce qu'il y a de vicié eſt emporté, le reſte de la

en ustensiles de cuisine & de table, ainsi que l'on en a fait pendant un tems. Une autre raison importante qui doit empêcher le cours d'un pareil métal, c'est que la cupidité pourroit le faire employer pour contrefaire des pièces de monnoie. Je le répète, l'arsenic n'est bon à rien en France, il ne peut qu'y occasionner des malheurs.

---

guérison s'opère facilement par des pansemens connus de tout Chirurgien instruit. Cette voie curative est certainement préférable aux méthodes d'emporter ces tumeurs par les caustiques arsenicaux, dont quantité de parcelles s'insinuent toujours dans le sang, sans que leurs mauvais effets puissent jamais être réprimés. S'il se glissoit dans le sang quelques portions du topique que nous proposons, comme il n'a d'activité que par sa propriété alkaline, il suffiroit pour la corriger, de la noyer, par l'usage interne des boissons aqueuses, rendues agréablement acidules avec les aigrelets végétaux.

CHAPITRE XXVII.

Traitement des malades empoisonnés par l'arsenic.

NOUS avons parcouru en détail un assez grand nombre de moyens propres à combattre les dangereux effets de l'arsenic, dans les corps animés : il convient actuellement de les rassembler sous un point de vue suivi, & de tracer l'ordre & la méthode qu'il faut observer dans l'usage des différens moyens indiqués pour la curation de l'empoisonnement.

Nous avons vu que l'arsenic se décompose très-difficilement, à cause de la combinaison singulière & intime de son principe acide, avec une substance sémi-métallique, l'une & l'autre très-volatiles. Dans le nombre des moyens proposés, il en est cependant quelques-uns qui l'attaquent dans ses principes, spécialement le fer, réduit, soit en *hepar*, soit en teinture; nous avons démontré que les liqueurs alkalines le rendent plus doux & plus propre à être penétré par les substances martiales; que le soufre contenu dans les *hepars sulphuris* de différentes espèces se portent sur ce poison corrosif, & lui mettent des entraves bien propres à en réprimer les funestes effets. Il est aussi résulté de nos expériences que le lait seul est un liquide capable de corriger l'activité de l'arsenic, parce que ce poison perd sur lui une partie de son action, qu'il est ensuite émoussé par les parties butyreuses & caseuses sur lesquelles il agit avec beaucoup d'efficacité, comme nous l'avons vu.

ARTICLE PREMIER.

Précis des ſymptômes produits par l'empoiſonnement arſenical.

PARCOURONS avant que d'entrer en matière, les principaux ſymptômes qui ſe préſentent dans les ſujets qui ont eu le malheur de prendre intérieurement de l'arſenic.

Les premiers effets de ce violent poiſon, ſont de jetter les malades dans une grande proſtration de forces, accompagnée de douleurs ſourdes dans l'eſtomac & dans les entrailles; il leur ſurvient enſuite des vomiſſemens énormes, des ſueurs froides, des angoiſſes, des anxiétés, le ventre s'applatit & ſe reſſerre ordinairement; le pouls eſt toujours petit, ſerré & concentré comme il arrive dans les vives douleurs d'entrailles. Il ſuccède à ces premiers accidens, de grandes évacuations par bas, ſur-tout ſi l'arſenic a été pris ſous une forme liquide; il s'arrête alors moins long-tems ſur chaque endroit. Il ſurvient des ſyncopes, des lypothimies, des tenſions de bas-ventre, & le malade périt en peu de jours. Si la doſe du poiſon n'a pas été conſidérable, qu'il ait été fondu dans quelques liquides, que la perſonne ſoit forte, qu'elle ait rendu, tant par haut que par bas, la majeure partie de l'arſenic pris intérieurement; elle ſurmonte tous ces premiers effets vénéneux, & paroît devoir y ſurvivre. Mais une certaine quantité de parcelles arſenicales, ſe ſont gliſſées furtivement dans le ſang, elles le tiennent dans un état de trouble continuel, par l'agacement & l'irritabilité quelles produiſent ſur tout le ſyſtême membraneux & muſculeux des artères, de tous les ſolides, & du cœur même qui éprouve de violentes palpitations. Les nerfs, les muſcles, en un mot, toutes les parties en ſont tellement agacées, qu'il ſurvient ordinairement un treblement de tous les membres; enfin, les malades tombent dans un état de maigreur & de consomption qui se termine par une mort presqu'inévitable.

Tels ont été les symptômes que j'ai remarqué attentivement dans les six personnes qui avoient mangé de la soupe arsenicale. J'ai dit précédemment que cinq de ces infortunés sont péris en sept à huit jours, & que l'autre leur a survécu environ deux mois. J'ai observé par l'ouverture de trois de ces empoisonnés, des cautérisations presque complettes de toute l'épaisseur des membranes de l'estomac, avec épanchement de sang dans sa capacité, ainsi que dans le canal inteitinal. Ces malheureuses victimes n'ayant pris pendant trois jours d'autre secours que de la thériaque, remède fort contraire en pareille circonstance, il étoit impossible de leur sauver la vie.

Un Médecin appellé au secours des malades qui ont pris intérieurement de l'arſenic, doit d'abord, pour les traiter avec ſuccès, s'informer depuis quel tems ils ont avalé le poiſon, à quelle quantité, s'il étoit en ſubſtance ou ſous une forme liquide.

ARTICLE II.

Réſumé des moyens propres à traiter avec ſuccès les malades empoiſonnés par l'arſenic.

§. PREMIER.

Uſage du lait; utilité des vomiſſemens.

L'examen étant fait avec célérité, & l'empoiſonnement étant bien conſtaté, il faut, ſi l'arſenic a été pris en ſubſtance, donner promptement du lait, afin d'empêcher ou de ralentir la fonte de la poudre arſenicale, car il eſt certain que plus il s'en fondra, plus les déſordres qu'il occaſionnera ſeront funeſtes. Il eſt alors important que le malade rende par le vomiſſement, le plus qu'il ſera poſſible, de la ſubſtance non diſſoute de ce poiſon; mais il eſt inutile, il ſeroit même dangereux de donner pour cet effet aucun émétique. Il ſe fondra toujours dans l'eſtomac de la ſubſtance arſenicale, qui eſt le plus violent de tous les émétiques, plus qu'il n'en faudra pour produire des vomiſſemens violents, & faire rendre par cette voie les parcelles de la poudre vénéneuſe. Si cependant ils tardoient trop à ſe déclarer, il ſeroit bon de faire avaler quelques corps gras, tels que de l'huile, du beure frais, de la crême, mêlés avec de l'eau tiède alkaliſée.

§. II.

Uſage de l'eau alkaliſée.

A meſure que les vomiſſemens ſurviendront, on continuera de

donner abondamment de l'eau impregnée de quelque ſubſtance ſalino-alkaline. On la préparera en jettant un gros de ſel alkali quelconque, de tartre ou de ſoude,... dans une pinte d'eau froide, afin de commencer à affoiblir l'action corroſive de l'arſenic, juſqu'à ce que l'on puiſſe ſe procurer d'autres ſecours plus efficaces.

Si l'on ne pouvoit avoir promptement de ſel alkali pur, on jetteroit des cendres communes dans de l'eau chaude. Après les y avoir agitées & laiſſé précipiter, on feroit boire de cette ſolution éclaircie, avec l'addition d'un peu de ſucre, ſi le malade le deſiroit, pour corriger la ſaveur déſagréable de cette boiſſon. Il n'y a nul inconvénient de le ſatisfaire ſur ce point, parce que le ſucre n'altère en aucune manière la vertu de l'eau alkaline, & ne l'empêche point d'agir ſur l'arſenic, ainſi que nous l'avons prouvé.

§. III.

Usage du savon.

Un autre moyen très-facile de secourir les empoisonnés, moyen qui se trouve toujours sous la main, est de faire fondre du savon rapé dans de l'eau chaude de rivière ou de pluie, préférablement à l'eau de puits. Cette eau occasionneroit toujours un caillebotage par la présence de sa sélénite, & diminueroit l'action du savon sur l'arsenic. Ou si l'on n'avoit point d'autre eau que celle-ci, il faudroit y faire fondre du savon jusqu'à ce qu'il ne s'y fît plus de caillebotage.

§. IV.

Usage des différens hepars sulphuris, *soit liquides, soit en bols.*

Ces premiers secours étant administrés, on se hâtera de se procurer de l'*hepar*, ſoit calcaire, ſoit ſalino-alkalin, ſoit martial, faits par fuſion. Nous avons eu lieu d'obſerver que les *hepars* obtenus par fuſion étant plus chargés de ſoufre, convenoient mieux, ſur-tout dans les commencemens du traitement, lorſque le poiſon eſt encore dans les premières voies. On en fera fondre un gros dans chaque pinte d'eau, un peu plus, un peu moins, ſelon que le malade en pourra boire facilement; car il faut qu'il en boive abondamment. Il eſt eſſentiel qu'il le boive bien chaud. S'il étoit froid, la décompoſition de l'*hepar* & ſon union avec l'arſenic, ſe feroient plus difficilement, ainſi que nous l'avons remarqué. On y ajoutera du ſucre ou de la régliſſe, d'autant plus que cette boiſſon eſt d'une odeur & d'une ſaveur déſagréables; mais il faut que le malade ſurmonte ſa répugnance, ou qu'il ſe détermine à mourir au milieu des plus cruelles douleurs.

Si cependant les malades ne pouvoient vaincre leur répugnance à boire de ces *hepars* liquides, on leur en prefcriroit en fubftance, foit en bols, foit mêlés avec de la confiture non acide; on leur fera boire par-deffus chaque prife de cinq ou fix grains d'*hepar*, un gobelet d'eau bien chaude.

De quelque manière que l'on prenne ce contre-poifon, foit fous forme liquide, foit fous forme folide, on doit le réitérer à chaque quart-d'heure, même plus fouvent, furtout fi le poifon excite des vomiffemens, & continuer jufqu'à la ceffation entière, ou du moins une diminution confidérable des grands accidens.

J'ai fait voir que l'*hepar* agiffoit fur l'arfenic par fa partie fulphureufe & phlogiftique, & que fon foufre fe combinoit auffi intimement avec ce poifon par la voie humide qu'il le pouvoit faire par la voie sèche & fublimatoire. Ce fait ne peut être contesté Il résulte à la vérité, de ces combinaisons même humides, des espèces d'orpiment ou de réalgar, mais ils sont si surchargés de soufre, & tellement adoucis par la manière intime dont l'arsenic y est combiné, qu'ils sont hors d'état de nuire. Nous avons aussi remarqué que l'*hepar* martial étoit plus efficace que les autres *hepar*, pour opérer comme contre-poison de l'arsenic.

Après avoir donné abondamment, aux empoisonnés, de l'*hepar*, soit en boisson, soit en bols, s'il subsistoit encore des accidens graves, on pourroit avoir recours à des solutions martiales, même acides; mais je ne crois pas qu'il y en ait aucune aussi propre à combattre ces accidents que l'*hepar* martial, & dont on puisse retirer des avantages aussi réels. Je conseillerois donc toujours de les préférer à toute autre solution.

§. V.

Usage des préparations ferrugineuses, acidules ou neutres. Usage de l'encre.

Il ne faut cependant pas laisser les personnes empoisonnées sans secours, lorsqu'on ne peut avoir sur le champ de ces compositions sulphureuses. C'est alors qu'on doit avoir recours aux autres solutions ou préparations ferrugineuses. Je vais indiquer celles qui peuvent convenir, & que l'on peut avoir sous la main. Il faudra commencer par faire boire au malade une ou deux pintes d'eau alkalisée, pour deux raisons; 1°. parce que le fer aura plus de prise sur l'arsenic lorsqu'il le trouvera entamé par un alkali, comme je l'ai déjà prouvé; 2°. parce que cet alkali pris intérieurement, rendra nul l'effet de l'acide de la solution ferrugineuse que l'on doit employer, & ne laiſſera agir que le fer qui s'y trouve diſſout. Auſſi-tôt après cette boiſſon alkaline, on lui donnera du vinaigre chargé de parties ferrugineuſes, au moyen d'une quantité de limaille de fer que l'on y jettera à cet effet. Ou bien on fera fondre du vitriol verd, à la doſe d'un gros par pinte, & le malade en boira abondamment. Au défaut même de ces deux moyens, on étendra une cuillerée d'encre dans une pinte d'eau pour y ſuppléer. Nous avons fait connoître l'efficacité de ces préparations ferrugineuſes, & de l'encre en particulier, contre l'arſenic lorſqu'il a été impregné d'abord de ſubſtance ſalino-alkaline.

§. VI.

Tems pour employer le lait avec le plus d'avantage & de ſuccès.

APRÈS avoir calmé les plus violens accidens, ſoit totalement, ſoit en partie, par les moyens que je viens d'exposer, il faut alors faire boire du lait abondamment. Nous avons vu quelle est la puissance de ce liquide animal sur l'arsenic. Il en émoussera l'activité corrosive, non-seulement par sa partie butyreuse, mais encore par sa partie caseuse, que ce poison met en fonte au point de détruire sa compacité, ce qui ne peut arriver sans que sa corrosion n'en soit réprimée. D'ailleurs le lait ainsi chargé du poison arsenical, n'empêche pas que les *hepars*, sur-tout l'*hepar* martial, n'ayent toujours sur ce corrosif la même force de décomposition. Un autre avantage du lait bu abondamment, est de porter sur les membranes de l'estomac & des intestins, une douceur & une souplesse bienfaisante, très-propre à y faire cesser les irritations & les troubles que la causticité de l'arsenic y a occasionné, & à modérer l'effet des escares qu'il a pu y produire. On doit donc donner le lait en deux tems différens ; savoir, 1°. dès les premiers instans que l'on a avalé de l'arsenic, comme un puissant adoucissant, & un léger correctif de ce poison ; 2°. lorsque le principe vénéneux de l'arsenic a été dompté par les liqueurs alkalines, par les *hepars*, & par les solutions martiales.

§. VII.

Avantage du lait sur les huiles.

LES huiles & les graisses de toute espèce ne peuvent convenir que comme palliatives de l'arsenic, en les donnant dans le commencement. Elles garantiront les entrailles, soit en enveloppant la portion des molécules arsenicales qui n'aura point encore pénétré les intestins, soit en enduisant le canal intestinal de leurs parties rameuses; mais elles ne pourront jamais en devenir un vrai correctif, parce que la chaleur qu'exige l'arſenic pour y être fondu & diſſout, eſt inadmiſſible dans les corps animés. Le lait eſt donc préférable parce qu'il émouſſe véritablement la corroſion du poiſon, & qu'il opère en outre le même effet que les huileux ſur les tuniques inteſtinales.

§. VIII.

Conditions néceſſaires pour que les ſecours propoſés réuſſiſſent.

Les moyens que nous propoſons, s'ils ſont adminiſtrés à propos, pourront procurer du ſoulagement aux malades qui auront avalé de l'arſenic, & même opérer leur guériſon. Mais on n'aura lieu d'en attendre ces effets ſalutaires, qu'autant que les remèdes propoſés auront été employés avant que le poiſon ait formé ſur leurs entrailles des eſcarres mortelles. Ce dernier accident ſeroit inévitable, 1°. ſi les ſecours indiqués étoient mis en uſage trop tard ; 2°. si l'arsenic avoit été pris en trop grande dose quoiqu'en boisson ; 3°. si on l'avoit avalé en substance. Dans cette dernière circonstance sur-tout, le poison forme masse, & se fixant en plus grande quantité dans de certains endroits, il y brûle, il y cautérise, il y détruit la partie vivante sur laquelle il se trouve appliqué. Quel remède alors peut-on trouver dans la nature contre de pareils désordres ? Point d'autres que d'enlever, de corriger & de détruire, par les moyens que nous proposons, le poison subsistant, & d'abandonner aux adoucissans laiteux & à la nature même, la chûte des escarres. Si elles sont légères, & que le malade soit vigoureux, il peut échapper à la mort. Si les escarres sont profondes, elles formeront en tombant des ouvertures infailliblement mortelles dans les tuniques de l'estomac & des intestins, comme je l'ai moi-même observé.

§. IX.

Réfutation de l'opinion de ceux qui considèrent les acides comme utiles contre les effets de l'arsenic.

Des personnes ont avancé que les acides étoient de bons contre-poisons de l'arsenic. Cette opinion ne peut être admise, ou bien il faudroit que la corrosion de l'arsenic dépendît d'une propriété alkaline caustique, comme celle de la pierre à cautère. Dans ce cas, l'addition des alkalis dans l'eau arsenicale en augmenteroit l'activité vénéneuse. Nous avons vu le contraire, puisque cette addition alkaline rend la dissolution d'arsenic plus douce. Il paroît démontré d'ailleurs que l'arsenic est composé d'une terre sémi-métallique volatile combinée avec un acide marin, ainsi que nous avons eu lieu de l'observer. De plus, M. Macquer a fait des expériences qui ſont bien propres à diſſiper les doutes ſur ces objets (*). Il fait voir le rapport & l'affinité de l'arſenic avec les alkalis ſalins fixes, d'où réſulte la preuve de l'exiſtance d'un puiſſant acide dans ce poiſon. Les acides ne peuvent donc devenir le correctif de ce minéral vénéneux.

Il ſeroit par conſéquent inutile, & probablement nuiſible, de recourir aux acides quelconques dans la vue d'adoucir & de modérer l'action vénéneuſe de l'arſenic, puiſqu'ils ne feroient que l'augmenter, même les plus doux tels que la limonade. Le petit-lait qui s'aigrit ſi facilement, ne ſeroit pas plus favorable. Ce ſeroit ſe tromper ſur la véritable indication, que d'employer des rafraîchiſſans de cette nature, ſous prétexte que le malade reſſent une grande chaleur dans les entrailles. Ils ne peuvent devenir utiles

(*) Voyez ſon Mémoire ſur l'Arſenic.

qu'autant que toutes les parties arsenicales sont détruites & emportées. Dans ce cas même, comment leur usage peut-il devenir avantageux? C'est en corrigeant & en réprimant l'action acrimonieuse de la bile cystique, que les énormes vomissemens ont forcé de sortir de son réservoir pour tomber dans le *duodenum*. Il n'est pas douteux que l'usage des acidules ne produise de bons effets dans cette circonstance, & c'est ce qui a fait croire trop légèrement qu'ils étoient utiles contre l'action du poison de l'arsenic. Une distinction de cette nature est cependant bien importante à faire dans l'exercice de la médecine si l'on veut éviter des fautes très-préjudiciables aux malades; & combien ne s'en commettroit-il pas tous les jours si l'art de guérir ne fournissoit pas, au Médecin instruit & éclairé, les ressources & les moyens nécessaires pour approfondir la marche & les secrets de la nature. Par quel aveuglement tant de perſonnes, d'ailleurs raiſonnables & éclairées, vont-elles donc confier, de préférance, leur ſanté & leur vie qui dépendent ſouvent des premiers momens mis à profit ou négligés, à d'autres qu'aux Médecins qui, par état & par devoir, ſont toujours occupés de la recherche des ſecours propres à conſerver l'une & l'autre, & de l'étude des circonſtances pour faire l'application de ces ſecours avec diſcernement.

§. X.

Mauvais effets de la Thériaque donnée comme contre-poiſon de l'arſenic.

C'EST faute de ce diſcernement ſi eſſentiel dans la médecine pratique, que des gens qui l'exercent ſans la connoître, prévenus aveuglément que la thériaque eſt un contre-poiſon, en donnent à grande doſe contre les effets vénéneux de

l'arſenic.

l'arsenic. Bien loin de les diminuer, ce remède les aggrave au point que les autres secours, les mieux indiqués, les plus sagement appliqués, deviennent de nul effet, & que les malades périssent plus promptement, & dans de plus cruelles douleurs. Aussi les six personnes empoisonnées avec de l'arsenic, dont nous avons parlé, à qui on avoit donné pour premier remède beaucoup de thériaque, sont mortes, sans que les autres secours, véritablement anti-vénéneux de ce genre de poison, aient pu opérer d'autre effet que celui de calmer un peu les douleurs de ces infortunés, & de reculer le terme de leur destruction.

§. XI.

Tems où l'on doit donner de doux laxatifs.

LORSQUE l'on a émoussé, décomposé, détruit en totalité ou

pour la plus grande partie, le poiſon arſenical, d'après les moyens que nous avons indiqué, il faut emporter par degrés, & avec ménagement tous les marres qui ſe trouvent dans le canal inteſtinal; les moyens qui conviennent ici, ſont les eaux de caſſe & de manne unies à de l'huile d'amandes douces, dont on variera les doſes proportionnellement aux effets, aux tempéramens & aux circonſtances. Si cependant l'impreſſion de l'arſenic avoit produit des évacuations ſuffiſantes, comme il arrive ordinairement, alors l'uſage du lait & des boiſſons adouciſſantes, chargées légèrement de mucilages de guimauve & de graine de lin, ſeroient les ſeuls remèdes qui reſteroient à faire.

§. XII.

Utilité des fomentations.

COMME on ne doit négliger aucune eſpèce de ſecours dans de telles circonſtances, on peut, outre les moyens que nous venons de propoſer, employer les fomentations onctueuſes & mucilagineuſes ſur toutes les régions du bas-ventre, ainſi que ſur tout le corps, en faiſant prendre des bains de même nature.

§. XIII.

Circonſtances qui exigent la ſaignée.

LORSQUE les ſujets qui ont éprouvé l'action corroſive de l'arſenic ſont naturellement pléthoriques & vigoureux, les ſecouſſes & les criſpations violentes que le poiſon a produites dans tout le ſyſtême des ſolides, ainſi que les écarts fougueux qu'il a occaſionnés dans les liquides, indiquent assez la nécessité de la saignée.

Quoique ce remède curatif ne puisse obvier d'une manière directe, aux accidents causés par les effets de l'arsenic, il est néanmoins indispensable de le mettre en usage pour faire tomber l'inflammation que produit nécessairement, dans les entrailles, l'action irritante & corrosive de ce poison. Si l'on néglige ce secours, la gangrène suivra de près l'inflammation (*a*). On doit, à la vérité, employer les premiers instans où les effets de l'arsenic se manifestent, à combattre directement son action corrosive par les moyens que nous avons proposé, modifiés selon les circonstances, les

(*a*) J'ai constamment trouvé gangrénées les entrailles des sujets qui sont péris par l'arsenic, toutes les fois qu'on a fait l'ouverture des cadavres pour les examiner.

tempéramens & l'époque de l'empoisonnement. Mais après avoir satisfait à ces premières indications, il faut pourvoir aux phlogoses, aux inflammations qui succèdent à des irritations aussi violentes que celles que cause l'arsenic dans un corps animé. Il faut en conséquence faire quelques saignées du bras, proportionnées à l'intensité des accidens, aux forces du malade, ou à la délicatesse de son tempérament.

S'il se joint à l'inflammation du bas-ventre, des embarras dans le cerveau, il n'est pas prudent de pratiquer la saignée du pied. Celle de la jugulaire doit alors remédier à l'affection de la tête. Le bas-ventre s'en trouvera aussi soulagé, surtout quand on aura déjà désempli les vaisseaux par une ou deux saignées du bras. Il est également nécessaire d'appliquer les fomentations émollientes & de les renouveller souvent, comme nous l'avons observé.

§. XIV.

Usage des bains & des doux narcotiques.

LES demi-bains tièdes procurent aussi beaucoup de soulagement aux malades. Il faut donc les employer sans délai, y laisser les malades des heures entières, & y revenir fréquemment. On peut leur donner, dans le bain, les autres secours, les y laisser vomir, & faire toute espèce d'évacuation, en observant de changer d'eau en tems & lieu, & de bien laver la baignoire pour en enlever les parties vénéneuses que les malades y auroient pu rendre.

Un autre genre de médicament très-propre à favoriser les bons effets de la méthode curatoire que nous proposons, est l'usage des doux narcotiques, de *l'opium* même, & de ses préparations administrées avec prudence. Rien de plus propre à faire tomber les orgasmes, les spasmes, les irritations & les ébranlemens fougueux des nerfs & de tout le systême des solides, qui ont été mis aux plus violentes épreuves par l'action corrosive de l'arsenic.

§. XV.

Diète laiteuse nécessaire pour la guérison.

Il est à propos de mettre ensuite les malades à l'usage du lait pour toute nourriture, pendant un tems suffisant. Ce sera une ressource propre à remédier aux désordres que des parcelles arsenicales insinuées dans le sang, ne peuvent manquer de produire dans toute l'économie animale, sur-tout à réparer la maigreur & le marasme qui suivent inévitablement de tels empoisonnemens. Son usage ne sera pas moins utile pour modérer les tremblemens qui succèdent aux autres accidens, & qui affligent toutes les parties du corps.

§. XVI.

Accompagner la diète laiteuſe de l'uſage des hepars *; des eaux thermales ſulphureuſes en boiſſons & en bains.*

Il ne faut cependant pas ſe borner à cet unique ſecours qui n'eſt pas ſuffiſant pour remédier complètement aux déſordres ſubſiſtans. On doit, ſans interrompre le lait, faire boire fréquemment, & même donner pour boiſſon ordinaire, de l'eau impregnée d'un *hepar* fin & léger tel que l'*hepar* martial ſimple, fait par détonnation, ou l'*hepar* martial calcaire préparé de la même manière, ſelon les procédés dont j'ai donné le détail. Ces *hepars* contiennent des parcelles ſulphureuſes d'une très grande fineſſe, & ſous une diviſion telle qu'elles peuvent pénétrer tous les ordres des vaiſſeaux, même les plus petits d'entre les capillaires, & agir d'une manière efficace ſur tous les atômes arſenicaux qui s'y ſont inſinués.

Si les malades ſont en état de voyager, il faut les envoyer aux eaux thermales qui contiennent de l'*hepar ſulphuris* très-diviſé, telles que celles de Bourbon-l'Archambault, & les autres eaux de cette qualité. Ils en boiront abondamment, ils s'y baigneront, & en recevront même la douche, dont la propriété eſt de faire pénétrer ces eaux, de vaincre les obſtacles qui peuvent ſe rencontrer, & de déplacer les parcelles hétérogènes qui ſe ſont fixées dans les endroits les plus éloignés du centre du mouvement vital, & de ſes forces auxiliaires.

§. XVII.

Moyen de ſuppléer aux eaux minérales ſulphureuſes.

LORSQUE les malades ne pourront aller aux ſources des eaux thermales, il ſera facile de leur procurer des ſecours à-peu-près ſemblables, ſoit bains domeſtiques, ſoit douches, ſoit boiſſons, au moyen des préparations ſulphureuſes dont j'ai démontré l'efficacité. Pour les baïns, on fera fondre cinq à ſix onces de bon *hepar* calcaire fait par fuſion, dans un muid d'eau bien chaude. On placera le malade dans cette eau après lui en avoir fait tomber ſur le corps en forme de douche. Cette même eau ne pourra ſervir que deux ou trois fois, parce que les eaux, ſoit naturelles, ſoit factices, qui contiennent de l'*hepar ſulphuris*, perdent leur qualité ſulphureuſe à l'air libre, & plus l'*hepar* eſt fin, plutôt il ſe détruit. Pour ce qui eſt de l'uſage intérieur, il ſuffit de faire fondre, dans chaque pinte d'eau chaude, un ou deux gros d'*hepar* calcaire martial préparé par la détonnation, & d'en faire boire le matin à jeun une pinte ou deux. Les malades ne refuſeront pas même d'en boire aux repas en la rendant plus légère, & en la donnant froide. De cette manière elle n'aura rien de révoltant.

J'ai l'expérience des bons effets de l'usage des eaux chargées d'*hepars* naturels ou factices, contre les mouvemens convulsifs, les accès épileptiques, & les tremblemens universels, qui surviennent a ceux qui ont eu le bonheur d'échapper à la première action de l'arsenic pris intérieurement. J'ai vu un malade tremblant de tous ses membres à la suite des premiers accidens d'un empoisonnement arsenical causé par une soupe qui avoit fait périr son frère, revenir parfaitement guéri des eaux de Bourbonne. J'ai vu également un Religieux guéri complètement des suites d'un empoisonnement causé par le Verd-de-gris, au moyen de l'usage des mêmes eaux que je lui avois conseillées. J'aurai occasion de parler encore de ce dernier malade.

Les expériences réitérées qui constatent la puissance des *hepars sulphuris* sur les parties arsenicales, se trouvent donc confirmées par leurs effets heureux dans l'intérieur du corps de ceux qui avoient pris de ce poison. Il est par conséquent démontré que ces remèdes sont le véritable antidote de l'arsenic, que leurs effets se portent jusque dans les endroits les plus reculés du centre du mouvement, qu'ils y guérissent les tremblemens, les agitations de nerfs, les mouvemens épileptiques, & les autres accidens fâcheux que les parcelles vénéneuses occasionnent dans tous les ordres des vaisseaux.

§. XVIII.

Tems pour employer les différens hepars.

IL est à propos d'employer l'*hepar* fait par fusion, comme le plus chargé de parties sulphureuses, lorſqu'on a lieu de croire que les parties arſenicales ſont encore dans les premières voies, on doit ſe ſervir au contraire de l'*hépar* fait par détonnation lorſque les parties vénéneuſes ont eu le loiſir de pénétrer plus loin, & de produire les accidens dont je viens de parler.

§. XIX.

*Utilité d'un règlement qui ordonneroit de tenir en tout tems dans les pharmacies, de l'*hepar ſulphuris martial *préparé par fuſion.*

COMME l'*hepar* fait par fuſion exige un certain temps, & des attentions pour être bien fait, il ſeroit à propos qu'il s'en trouvât toujours de préparé dans les pharmacies. On obſerveroit de le conſerver dans des bouteilles bien sèches exactement fermées. Il eſt important de ne pas trop pouſſer au feu cet *hepar*, car il perdroit ſa vertu par le tranſport de l'acide ſulphureux ſur l'alkali ſalin. Par rapport à l'*hepar* fait par détonnation, comme on peut en obtenir du très bon en quelques minutes, il faut n'en préparer qu'au moment où le Médecin en ordonne l'uſage. D'ailleurs il perdroit toute ſa vertu en vieilliſſant, ſur-tout celui où l'on feroit entrer le mars, parce que ce métal décompoſe à la longue cette eſpèce d'*hepar*, & détruit ſon principe ſulphureux qui eſt atténué, pénétrant, & en petite quantité par le procédé de la détonnation.

L'arſenic conſidéré relativement aux êtres vivans, & ſpécialement à l'homme, n'a paru qu'une ſubſtance meurtrière, & très préjudiciable à tous égards. On ne peut cependant douter que l'Auteur de la nature qui a donné à chaque être, en le tirant du néant, ſon utilité particulière pour l'avantage de l'homme, n'ait eu auſſi les mêmes vues en créant l'arſenic. Ce minéral ſi admirable dans ſon eſſence, dans la nature & la combinaiſon de ſes principes, eſt le plus pénétrant, le plus actif, & le plus volatil de tous les minéraux; comme il eſt en même tems ſuſceptible d'une grande fixité, il doit opérer ſur les autres minéraux, dans les entrailles de la terre, des effets étonnans. Peut-être même eſt-ce par ſon ſecours qu'il ſe forme dans les mines des tranſmutations & des perfections métalliques. Je m'abſtiendrai de porter mes vues ſur cet objet intéreſſant de la métallurgie, quoiqu'une Société ſçavante de l'Europe ait engagé les Naturaliſtes à diſcuter cette matière ſous ce dernier point de vue(*). Etant privé de toutes les facilités néceſſaires pour me livrer à un travail de cette nature, je vais eſſayer de me rendre utile à l'humanité d'une au-

(*) L'Académie Royale de Pruſſe, pour le prix de 1773 & 1774.

tre manière, en m'occupant d'autres poiſons corroſifs, tant pour apprécier leur nature que pour trouver des remèdes propres à combattre leurs effets deſtructeurs.

Nous avons vu juſqu'ici que l'on peut apporter des ſecours efficaces contre le plus violent & le plus dangereux des poiſons corroſifs, ſi les moyens que nous propoſons ſont employés à tems & avec lumière; nous allons examiner ce que l'on peut faire pour remédier aux ravages occaſionnés dans l'intérieur du corps, par le ſublimé corroſif; ravages qui approchent beaucoup de ceux de l'arſenic.

Fin de la première Partie.

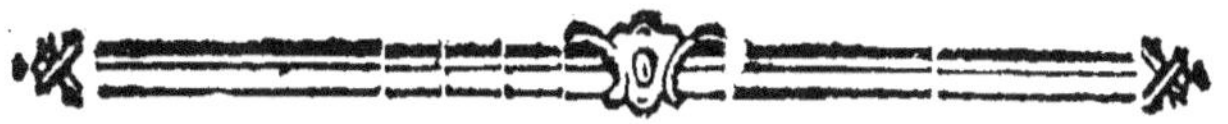

DEUXIÈME PARTIE.

Recherches ſur les effets vénéneux du Sublimé corroſif, & ſur les moyens d'y remédier.

CHAPITRE PREMIER.

Nature du Sublimé corroſif, & ſes effets meurtriers.

LE ſublimé corroſif eſt un mercure combiné intimement avec la plus grande quantité d'acide marin dont il puiſſe ſe ſaturer. De l'union de cet acide minéral volatil, & porté au plus haut degré de concentration, avec le mercure, il réſulte un ſel métallique avec excès d'acide, ſoluble dans l'eau & dans l'eſprit-de-vin qui jouit lui-même d'une grande volatilité.

Ce composé constitue un des poisons les plus actifs. Les funestes effets qu'il est capable d'opérer sur le corps humain ne sont malheureusement que trop certains. Si sa mauvaise qualité en se manifestant plus facilement le rend moins insidieux, il agit aussi avec plus de célérité sur les organes animés, & les douleurs que ses pointes corrosives occasionnent sont plus aiguës que celles que cause l'arsenic. La cautérisation des chairs en est plus rapide, les effets plus effrayans & la mort plus prompte. J'ai démontré dans un mémoire communiqué à l'académie des sciences (*a*), combien avoient été meurtriers & rapides les effets du sublimé corrosif dans un chien qui en avoit avalé, & je suis entré à ce sujet dans un détail très-circonstancié (*b*). C'est

(*a*) En Juin 1757.

(*b*) Ce Mémoire a été adopté par l'Académie, d'après un rapport détaillé de MM. de Lassone & Macquer.

pourquoi je ne m'étendrai pas ici ſur les effets délétaires de ce mercure vénéneux, afin de paſſer plus promptement à l'examen des moyens propres à y remédier.

CHAPITRE II.

Moyens propres à combattre les effets du Sublimé corrosif.

§ PREMIER.

Usage de l'eau, son utilité, ses inconvéniens, & ceux des substances grasses.

LE remède le plus prompt contre le sublimé corrosif & celui qui se trouve sous la main de tout le monde, est l'eau, parce que ce sel métallique s'y fondant facilement, elle en affoiblit l'action. Car si un grain de sublimé corrosif fondu dans une cuillerée d'eau est capable de ronger & de détruire les organes vivants, son effet sera presque nul, s'il est étendu dans plusieurs pintes de ce liquide. Si donc quelqu'un a eu le malheur d'avaler de ce poison, il faut lui faire boire ſur-le-champ une grande quantité d'eau. Il n'eſt pas moins néceſſaire, à meſure qu'il vomit, de lui en faire prendre de gré ou de force ſi on veut lui ſauver la vie, & de continuer juſqu'à ce que les accidens ſoient conſidérablement diminués. On peut donner d'abord l'eau froide pour ne pas perdre de tems, & la faire tiédir enſuite, afin qu'elle fonde plus exactement toutes les parcelles corroſives qui pourroient être en ſubſtance. Mais comme on a remarqué que le ſublimé en ſe fondant dans l'eau la blanchit, ſur-tout celle de puits, à cauſe des parties terreuſes ou ſéléniteuſes qu'elle contient, il eſt à propos d'y ajoûter un peu d'eau-de-vie, environ une cuillerée ſur une ou deux pintes d'eau. Par ce moyen la diſſolution du ſublimé s'y fera plus parfaitement, & le peu d'eau-de-vie qui y entrera, loin de nuire, rendra la boiſſon antiſeptique ou plus propre à réſiſter à la pourriture

& aux effets de la cautériſation.

Il faut bien ſe garder de donner dans les premiers momens des ſubſtances graſſes. Ce ſeroit mettre le malade dans l'impoſſibilité de guérir. Car, quoiqu'on émouſſe un peu par ce moyen l'activité de cette ſubſtance corroſive, ce n'eſt que pour quelques inſtants. Elle ne tarde pas à reprendre ſon action, & l'eau ayant alors peu de priſe ſur elle à cauſe des parties graſſes dont elle eſt enduite, on ne pourroit eſpérer d'en détruire les mauvais effets, ni de l'emporter.

L'eau, quoique bonne dans les premiers inſtans, n'eſt cependant pas ſans inconvénient. Elle ne fait qu'affoiblir le poiſon en lui donnant plus d'étendue. D'ailleurs elle en facilite la pénétration dans le ſang ſur lequel il produit des effets que l'on doit beaucoup redouter. Il faut donc pendant que l'on fait boire pluſieurs pintes d'eau pour ſatisfaire à ce qu'il y a de plus urgent, recouvir à des ſecours plus efficaces, ſi l'on veut détruire l'action corroſive du ſublimé.

§. II.

Utilité des alkalis ſalins & terreux.

LA loi des affinités établie & conſtamment obſervée entre différentes ſubſtances, nous apprend que le ſublimé corroſif peut être décompoſé avec beaucoup de facilité par un alkali ſalin ou terreux, ou par la partie métallique du fer, ou enfin par la préſence du ſoufre. On pourroit, par conſéquent, donner avec avantage aux malades qui auroient avalé du ſublimé, de l'eau dans laquelle on auroit jetté quelque ſel alkali comme celui de tartre, de ſoude, de potaſſe, ou à leur défaut des cendres du feu, ainſi que nous avons vu qu'on pouvoit le faire d'une manière ſi avantageuſe contre les effets de l'arſenic (*a*), avec cette différence néanmoins, que cette dernière combinaison d'un alkali salin & de l'arsenic se tient en solution sans former aucun précipité, & que la même substance alkaline, jointe au sublimé, forme un précipité considérable. Or, ce précipité n'est pas entièrement exempt de corrosion. Ainsi, le moyen de corriger l'action vénéneuse du sublimé par les alkalis salins étant insuffisant, il est prudent d'en employer de plus efficaces s'il est possible.

Les alkalis terreux, tels que la craie de Champagne (*b*), les terres

---

(*a*) Cette observation importante n'avoit point échappé à la sagacité de différents célèbres Médecins Chymistes, tels que Cartheuser, Kunkel, Juncker, Stahl, Wapferus, Méad, &c., on la trouve consignée dans la Chymie pratique de M. Malouin.

(*b*) Il est important de distinguer ici la

bolaires

bolaires ou ſigillées priſes en ſubſtance délayées dans l'eau, ſeront

craie de Champagne de celle de Briançon, & de ne pas ſe ſervir de celle-ci pour l'autre. Car celle de Champagne eſt un bon abſorbant, celle de Briançon ne l'eſt nullement. Elle ne fait pas même efferveſcence avec le plus fort des acides minéraux, & ſi l'on en apperçoit quelquefois une légère, elle vient de quelques portions vraiment terreuſes qui s'y rencontrent. Car la craie de Briançon bien pure, étant une véritable ſubſtance gipſeuſe ou talqueuſe, ne peut abſorber & émouſſer les acides, puiſqu'elle en eſt ſaturée elle-même. Si donc on l'emploie quelquefois en Médecine avec ſuccès, elle ne peut opérer que comme ſubſtance ſéléniteuſe très douce & très ſédative, & non comme un abſorbant véritable, tel que la craie de Champagne qui opère de ſi bons effets dans le *ſoda*, & contre les aigreurs des premières voies. J'ai cru devoir rapporter cette obſervation d'après l'examen que j'ai fait de la craie de Briançon, afin de donner une juſte idée de ſa nature; ce qui eſt important pour le bien des malades.

auſſi un bon moyen de ſoulager les malades qui auroient avalé du ſublimé corroſif, mais elle n'en détruiront pas toute l'activité.

§. III.

Utilité du fer & des teintures martiales alkalines. Compoſition d'une nouvelle teinture martiale vraiment alkaline.

Le fer ne pourroit-il pas s'oppoſer à la corroſion du poiſon que nous combattons ? Ce métal s'approprie ſi complettement l'acide du ſublimé corroſif, que lorſqu'ils ſont joints enſemble, le mercure ſe revivifie en globules. Il produira donc l'entière deſtruction de ce poiſon. Il eſt vrai que ſi on le donne en ſubſtance, il ne portera pas ſon action également ſur toutes les parties du ſublimé qui ſeront dans l'eſtomac & les inteſtins. Auſſi faut-il qu'il ſoit ſous une forme liquide. Mais les préparations martiales que l'on employe communément sont saturées d'acide. La teinture même de Stahl que ce grand médecin nous donne sous le nom de teinture de Mars alkaline ne l'est pas véritablement. Car il faudroit pour cela que l'alkali y dominât. J'ai éprouvé plusieurs fois que de l'alkali de soude ou de tartre, versé sur la solution de fer par l'esprit de nitre comme le recommande Stahl, formoit un précipité qui se dissolvoit effectivement tant que l'on n'étoit pas arrivé au point de saturation. Mais une fois parvenu à ce degré, l'addition du *deliquium* de tartre formoit un *coagulum* épais & une abondante précipitation qui ne se dissolvoit plus, même en échauffant le mêlange. Ainsi l'on ne peut pas regarder cette teinture de Stahl comme parfaitement alkaline. Cependant une teinture de mars, vraiment alkaline, nous a paru d'une trop grande utilité pour la médecine, sur-tout contre les effets corrosifs du sublimé, pour ne pas tâcher d'en former une composition. Il est juste de faire part au public savant du succès que nous croyons avoir eu dans la recherche de ce médicament : voici le procédé qui m'a paru le meilleur entre plusieurs autres qu'il seroit superflu de rapporter.

Pour parvenir à mettre le fer en état de rester dissous & suspendu dans un liquide aqueux par l'intermède d'un alkali salin, j'ai pensé qu'il falloit d'abord le diviser considérablement par des substances salines. Le borax est, comme on le sait, un sel qui a beaucoup d'action dissolvante sur les métaux. Je l'ai employé de la manière suivante pour obtenir la teinture que je désirois.

On a mis dans une bouteille un demi gros de borax & deux onces d'eau de pluie bouillante. On y a jetté ensuite un gros & demi de crême de tartre en poudre. Le tout étant fondu, on a filtré le liquide

& on y a jetté deux gros de beau vitriol de mars. Il s'y est dissous sans beaucoup se troubler. Le mêlange a cependant déposé un sédiment noir en assez grande quantité. La liqueur filtrée de nouveau étoit d'un rouge brun & avoit un goût ferrugineux très fort. La poudre de noix de galle répandue en petite quantité sur dix à douze gouttes de cette teinture versées dans un verre d'eau lui a donné une couleur rouge. Ne trouvant pas encore cette teinture vraiment alkaline, quoique divisée par l'alkali minéral contenu dans le borax, j'y ai ajoûté peu à peu demi once du même alkali tiré de la soude, bien pur & très sec. Le mêlange a d'abord fait une légère effervescence & paroissoit précipiter; mais le tout s'est divisé & a formé une liqueur d'un verd foncé qui a très peu déposé. Il ne s'est élevé de ce mêlange aucune odeur sensible, & la saveur de l'alkali minéral y étoit très dominante, tandis que celle du fer ne s'y laiſſoit appercevoir que par une légère ſtipticité. Si l'on met trois ou quatre gouttes de cette teinture verte dans un verre d'eau, & qu'on répande ſur ſa ſuperficie un peu de poudre de noix de galle, l'eau qui étoit claire & limpide devient auſſi rouge que le plus beau vin de bourgogne, ſans rien laiſſer précipiter, ce qui ne peut être que l'effet de la préſence d'un fer dominant quoique caché ſous la ſaveur alkaline (*a*).

Voilà donc une teinture ſalino-alkaline chargée de beaucoup de fer, telle que nous la déſirions pour combattre l'action deſtructive du ſublimé corroſif. En effet, cette

---

(*a*) On a varié les procédés de cette teinture, & j'ai obſervé que lorſque l'on n'y faiſoit point entrer le borax, on pouvoit avoir également une teinture martiale alkaline, mais alors elle ne donnoit point de couleur rouge par la noix de galle. Que ſi au contraire l'on y ajoutoit le bo-

préparation étendue dans l'eau, agira ſur ce poiſon mercuriel, & par ſa partie martiale, & par ſa ſubſtance alkaline. Les eaux minérales ferrugineuſes ou le fer ſera tenu en ſolution par quelque ſubſtance alkaline, ou par un air fixe fort dominant, comme dans les eaux de Spa, de Buſſang, &c. ſeront auſſi très utiles. Elles ſont très propres à émouſſer & à détruire complettement l'action des parcelles fines du ſublimé corroſif, qui ſeroit reſté dans les premières ou dans les ſecondes voies. Il faut néanmoins que la première & la plus violente action de ce corroſif, ait été détruite par des remèdes plus

---

rax, ou la crême de tartre rendue ſoluble par le borax, on avoit alors, par la noix de galle, une teinture rouge. Ce qui prouve que quoique la noix de galle ne teigne pas en rouge de certaines eaux minérales, ce n'eſt pas toujours une preuve qu'elles ne contiennent pas de fer.

énergiques, tels que les eaux alkalines naturelles, ou alkalines martiales factices, dont nous venons de parler.

§. IV.

Utilité du ſoufre contre le Sublimé corroſif.

Le ſoufre ſemble nous fournir un autre genre de remède propre à combattre les fâcheux effets du ſublimé corroſif. Le très grand rapport qui ſe trouve entre ce phlogiſtique minéral, & le mercure avec lequel il ſe combine parfaitement, eſt connu de tout le monde. Mais quoique cette union s'opère ſi complettement par la voie sèche de la trituration ou du feu, elle ne peut avoir également lieu dans le corps humain, quand même ce minéral inflammable ſeroit diſſous dans quelque ſubſtance graſſe, comme il l'eſt dans le baume de ſoufre. En effet, les parties aqueuſes intermédiaires en empêcheroient la combinaiſon avec le ſublimé. D'ailleurs dans cette préparation corroſive, le mercure eſt uni à un acide qui exige un autre *medium* pour favoriſer la décompoſition du poiſon. Ces principes étant une fois bien compris, on eſt conduit naturellement à recourir aux moyens qui mettent le ſoufre ſous une forme ſoluble & aqueuſe. Ils ſont entièrement les mêmes que ceux que nous avons propoſés pour combattre le poiſon arſenical, & ſe réduiſent aux *hepar ſulphuris* ſimples, & à l'*hepar* martial. Mais comme on pourroit regarder comme illuſoire, une théorie deſtituée de l'expérience, nous avons cru devoir confirmer & appuyer l'une par l'autre. Voici la manière dont j'ai opéré dans mes procédés.

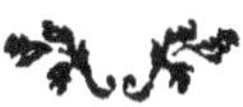

CHAPITRE III.

Usage des hepars sulphuris *préférable à celui des alkalis purs.*

J'AI fait fondre du sublimé corrosif dans un mêlange d'eau & d'esprit de vin. La solution s'en est faite parfaitement, & sans précipitation, ce qui n'a pas lieu, lorsqu'on se sert uniquement d'eau commune, ainsi que nous l'avons observé. De l'eau de pluie, chargée d'alkali de tartre, versée sur cette solution, y produit, comme l'on sait, un précipité d'un rouge briqueté, dû au plus grand rapport de l'acide marin avec l'alkali : le mercure abandonné se précipite dans cette opération, non pas cependant comme révivifié, mais sous forme de poudre, parce que ce minéral est encore adhérant à quelques portions d'acide. Ainſi ce procédé propre à combatre les effets du ſublimé, n'en détruit pas totalement l'action (*a*). C'eſt ce qui nous a fait négliger de ſuivre l'examen de cette décompoſition, pour paſſer à d'autres moyens capables de l'opérer complettement.

PREMIER PROCÉDÉ.

*Sublimé corroſif précipité par l'*hepar *calcaire.*

J'AI pris une autre portion de la ſolution du ſublimé, & j'y ai verſé de l'*hepar* calcaire liquide ; le mêlange s'eſt troublé & a dépoſé un précipité d'un blanc jaune, mais qui, vingt-quatre heures après, ne préſentoit plus qu'une couleur noire. La liqueur filtrée eſt demeurée claire & limpide & a fourni le mê-

(*a*) Nous avons déjà remarqué cet inconvénient.

me produit par l'addition du même *hepar*. Ce procédé réitéré plusieurs fois, a privé totalement la solution corrosive des moindres parcelles de sublimé. Je m'en suis assuré par l'épreuve du cuivre qu'elle a cessé de blanchir.

La précipitation que nous avons obtenue ne peut être que l'effet de la totale décomposition du sublimé corrosif. Son acide marin s'est porté sur la substance calcaire, & le mercure s'est uni au soufre pour former avec lui une poudre noire ou æthiops mercuriel. Le sublimé corrosif se trouve donc entièrement décomposé, & le liquide qui le tenoit dissous ne peut plus être malfaisant puisqu'il en est totalement privé, le précipité ne le sera pas davantage, puisqu'il n'est composé que d'un sel marin terreux incapable de nuire, & d'un æthiops insoluble; ainsi plus de dangers à craindre.

Ces recherches faites avec l'attention la plus ſcrupuleuſe, procurent donc la découverte d'un moyen non-équivoque pour guérir ceux qui auront avalé du ſublimé corroſif. L'entière décompoſition qu'en fait l'*hepar* ſulphuro-calcaire en aſſûre la réuſſite ; ce remède doit s'employer promptement, ſoit ſous une forme liquide, ſoit en bols, en obſervant de boire par deſſus de l'eau bien chaude. L'on pourra encore ſe ſervir avec avantage de ce médicament pour ceux qui auront fait un trop fréquent uſage du remède de M. le Baron de Van-Swieten, contre les maladies vénériennes. Cet *hepar* peut, par ſa fineſſe & ſa grande pénétrabilité, parcourir tous les ordres des vaiſſeaux & y dompter l'action corroſive du ſublimé qui ne ſe conciliera jamais avec l'économie animale.

Bien aſſuré de la vérité des faits que je viens d'établir, j'aurois pû me diſpenſer de pouſſer mes recherches plus loin; mais comme il y a toujours un avantage certain à ſuivre la nature juſques dans ſes détours les plus cachés, je me ſuis aſſujetti à examiner quelle pouvoit être véritablement la combinaiſon du précipité que j'avois obtenu. Ce que je vais dire paroîtra peut-être m'éloigner un peu de mon point de vue principal; mais la liaiſon qu'il a avec le procédé que je viens d'expoſer m'oblige de l'inſérer ici ſans en faire l'objet d'une note que l'on trouveroit avec raiſon trop étendue.

DEUXIÈME PROCÉDÉ.

*Analyſe du précipité obtenu du ſublimé corroſif par l'*hepar *calcaire.*

J'ai pris de la ſubſtance reſtée ſur le filtre. Elle avoit contracté en ſe ſéchant une légère couleur jaune. Je l'ai diviſée & miſe dans un petit matras que j'ai expoſé à un feu ſublimatoire porté ſucceſſivement du degré le plus modéré au plus actif. Il s'est d'abord élevé un peu d'humidité, ensuite une substance jaunâtre qui s'est attachée au dôme du vaisseau. Enfin il s'est sublimé une substance noire dont la plus grande partie ne s'est élevée que jusqu'à la partie inférieure du dôme à la faveur d'un feu très actif. Le vaisseau étant refroidi & cassé, il s'est trouvé au fond une poudre blanche insipide, qui n'étoit autre chose que la partie calcaire provenant de l'*hepar* liquide, que l'on avoit versé sur la solution du sublimé corrosif. Deux substances, l'une noire & l'autre d'un jaune rouge occupoient le col du vaisseau. La plus grande capacité du dôme étoit garnie d'une croûte couleur de soufre & d'une autre un peu blanche, le tout recouvert inégalement de fumée noire qui formoit des espèces d'ondulations où l'on remarquoit quelques nuances d'un rouge obscur. La partie inférieure du vaisseau étoit enduite d'une croûte d'un noir rougeâtre. En le caſſant il eſt tombé quelques globules de mercure revivifié qui prouvoient que la ſubſtance calcaire avoit opéré la décompoſition d'une partie du ſublimé corroſif.

§. PREMIER.

Phoſphore ſingulier ; comment il eſt produit.

J'AI pris enſuite une portion de verre du dôme du vaiſſeau, garni de la ſubſtance jaune du vaiſſeau, & l'ai expoſé à la flamme d'une bougie. Il s'eſt élevé dabord à une chaleur très douce, une odeur ſulphureuſe très diſtincte mais ſupportable. Une odeur d'ail ou de phoſphore urineux très reconnoiſſable s'eſt exhalée enſuite, & l'on appercevoit une flamme légère d'un bleu azuré & verdâtre. La flamme étant diſſipée, il eſt reſté ſur le verre une matière très blanche qui s'enlevoit facilement avec le doigt,

& qui ne blanchissoit point le cuivre rouge, même en frottant ce métal avec force. La matière noire sublimée au bas du dôme, & adhérante encore au verre étant exposée de même à la flamme d'une bougie, a produit d'abord à la plus douce chaleur une fumée blanche qui n'avoit aucune odeur sulphureuse, mais uniquement celle du phosphore. La matière plus échauffée s'est enflammée. La flamme étoit blanche plus d'un bleu d'azur verdâtre, rendant alors une forte odeur de phosphore. J'ai (pour assurer davantage mes expériences) ramassé une plus grande quantité de cette substance noire sublimée au bas du vaisseau, je l'ai placée sur du verre pour l'exposer comme les précédentes à la flamme d'une bougie, elle a produit beaucoup de fumée blanche d'une odeur de phosphore & une belle flamme partie verte, partie d'un bleu azuré. L'on ne peut méconnoître dans ces effets la présence de l'acide marin uni avec un phlogiftique quelconque. La flamme blanche en fe raffemblant à la partie fupérieure du verre y avoit laiffé une trace blanche qui s'eft enlevée facilement avec le doigt mouillé; en frottant la poudre fur du cuivre rouge poli, elle y a laiffé quelques taches blanches qui indique évidemment la préfence d'une portion de mercure qui s'étoit élevée fous la forme de cinnabre dans la fublimation.

D'après ces différentes expériences, l'on ne peut douter de la préfence d'un phofphore dans ces fubftances obtenues par la fublimation du précipité, réfultant de l'addition de l'*hepar* calcaire fur la folution du fublimé corrofif. Il fe trouve affez clairement démontré, & il paroît qu'il ne feroit plus queftion pour l'avoir pur que de traiter ces fubftances fublimées, particulièrement la fubftance noire, dans des vaiffeaux fermés felon les règles de l'art *pyrothecnique*. Notre procédé présente des phénomènes propres à exciter l'attention des Physiciens. On peut en tirer un parti très-avantageux si l'on parvient par son moyen à obtenir une certaine quantité de phosphore de Kunkel. Ce phosphore coûtera peu, les procédés sont simples & faciles à exécuter. Au surplus il est facile de concevoir la manière dont se combinent les substances qui produisent ce nouveau phosphore. On a d'une part, dans le sublimé corrosif, un acide marin très concentré, & sous forme sèche; on sait que c'est une des conditions nécessaires pour avoir le phosphore. Il faut à la vérité qu'il soit uni à un phlogistique, mais le phlogistique peut se trouver ici de deux manières, il existe 1°. dans la portion d'esprit de vin qui a servi à dissoudre le sublimé corrosif; 2°. dans la portion du soufre de l'*hepar* calcaire qui se décompose; car les parties d'acide vitriolique du soufre qui s'unissent à des portions calcaires, comme nous l'avons vu, donnent lieu à l'acide marin de ſe ſaiſir du phlogiſtique qu'il trouve en liberté. Mais comment peut ſe faire cette union intime de l'acide marin avec le phlogiſtique, pour former le phoſphore, puiſque d'après les obſervations de M. Margraff, elle ne peut avoir lieu ſans l'intermède d'une matière terreuſe très fine qui en favoriſe la combinaiſon. Cette ſubſtance que nous cherchons ſe trouve encore dans notre procédé. L'acide marin du ſublimé corroſif la rencontre dans la partie calcaire de l'*hepar* ſur laquelle il ſe porte avec beaucoup de facilité en abandonnant le mercure. En même tems le mercure ſe joint au ſoufre, & forme du cinnabre. Combien de doubles rapports & de combinaiſons variées entre toutes ces ſubſtances ! Quoiqu'il en ſoit, la partie terreuſe calcaire s'unit avec l'acide marin & le phlogiſtique, de manière à ſe ſublimer avec eux malgré ſa grande fixité. Sa préſence s'eſt manifeſtée d'une manière ſenſible, ainſi que nous l'avons obſervé, car en faiſant brûler la matière croûteuſe & phoſphorique ſublimée, cette ſubſtance terreuſe eſt reſtee blanche & très atténuée après la déflagration.

Ces dernières recherches procurent aux curieux la ſatisfaction de connoître une nouvelle manière d'obtenir le plus beau phoſphore, elles mettent au moins les ſçavans à portée de perfectionner une découverte dont il peut réſulter autre choſe qu'un objet de curioſité.

§. II.

Utilité de ce phoſphore dans pluſieurs maladies.

CE phoſphore eſt un ſoufre éthéré volatil, une matière électrique, un feu très ſubtil que l'on peut appliquer avec ſuccès à la médecine pratique. La rareté & le prix excessif de cette substance, ont peut-être empêché jusqu'ici d'en faire usage ; nous convenons d'ailleurs qu'il faut être très versé dans la médecine pour savoir l'administrer à propos, & de la manière convenable ; mais on conçoit facilement les effets avantageux qu'il peut produire lorsque l'économie animale est comme bouleversée par des miasmes virulens & contagieux qui se sont insinués dans le sang, & tous les liquides qui en dérivent & jusque dans le fluide vivifiant des nerfs.

Le virus hydrophobique contre lequel on a tant cherché de remèdes sans en avoir trouvé le spécifique (*a*),

(*a*) Nous avons un exemple récent du peu de succès d'un remède qu'on avoit regardé comme spécifique. Quantité de personnes ont été mordues en 1774, dans les environs de Sens, par un loup enragé, le plus grand nombre a succombé à l'hydrophobie, malgré l'usage de la pomade mercurielle, & des autres secours qu'on a pu leur donner.

pourroit être combattu heureusement par le soufre volatil du phosphore urineux. Peut-être même en seroit-il le spécifique. Cette substance phlogistique contiendroit aussi l'antidote des miasmes funestes & contagieux de la peste. C'est ce que nous avons examiné particulièrement dans le Mémoire adressé à la Faculté de Médecine de Paris, sur cette meurtrière épidémie.

TROISÈME PROCÉDÉ.

*Sublimé corrosif précipité & décomposé par l'*hepar-salino-alkalin.

JE reviens maintenant à la décomposition du sublimé par les *hepars*, pour en détruire les effets délétaires : nous avons vu les avantages que l'on pouvoit retirer de l'*hepar* calcaire. Afin de multiplier les ressources de l'art de guérir, examinons ce que l'on doit attendre de l'action de l'*hepar* alkalin sur ce poison corrosif.

L'*hepar sulphuris* alkalin liquide & versé sur une solution du sublimé corrosif semi spiritueuse, comme je l'ai employée dans mon premier procédé, trouble la liqueur. Elle devient épaisse, & laisse tomber un précipité d'abord légèrement jaune, mais qui se noircit en continuant d'y verser du même *hepar* liquide. J'ai mis le tout sur du papier. La liqueur filtrée étoit très limpide ; étant éprouvée sur le cuivre rouge, elle n'y a laissé aucune trace de mercure. Le sublimé s'est donc trouvé entièrement décomposé par l'*hepar*. Le mercure s'est uni au soufre pour former un æthiops, & l'acide marin à l'alkali fixe dont il est résulté un sel febrifuge de Sylvius. Ainsi l'on peut employer avec succès cet *hepar* pour combatre les ravages du sublimé dont il détruira totalement l'action lorsqu'il sera administré avec les précautions requises par un Médecin prudent & éclairé.

QUATRIÈME PROCÉDÉ.

*Analyse du précipité du sublimé corrosif par l'*hepar *alkalin.*

POUR m'assurer davantage de ce qui constituoit le précipité que j'avois obtenu, j'ai pris la matière restée sur le filtre (*a*), & je l'ai exposée à un feu sublimatoire que j'ai poussé jusqu'à faire rougir le sable sur lequel étoit posée la bouteille. Le tout étant refroidi, & le vaisseau cassé, il s'est trouvé au fond une substance blanche saline, ayant un goût acidule vitriolique, & celui du tartre vitriolé. La saveur acidule ne pouvoit venir, comme on le prévoit, que de la combustion de la partie excédente du soufre de l'*hepar* que l'on avoit employé pour la décom-

(*a*) Elle avoit, étant sèche, conservé sa couleur noire.

position ; & celle du tartre vitriolé étoit dûe sans doute à l'union du même acide avec la base alkaline de l'*hepar*. Il y avoit à la partie moyenne du dôme, une croûte noire assez légère, & à la partie supérieure une croûte moins noire tirant sur le blanc. Cette dernière couche examinée avec un bon verre d'un pouce de foyer, paroissoit n'être composée que de globules de mercure. Il y en avoit aussi de pareilles dans le col du vaisseau.

J'ai ramassé toute la substance noire, & l'ai exposé sur un morceau de verre à un feu doux, & dans l'obcurité. Il y paroissoit une flamme bleue très légère qui répandoit une odeur sulphureuse affoiblie, & comme un peu dégénérée de la nature qui lui est propre. Elle approchoit assez de celle du phosphore, mais sans aucune fumée blanche ni épaisse, comme celle que produit la matière sublimée, provenant de l'*hepar* calcaire uni au ſublimé (*a*). La matière, après avoir rendu toute ſa flamme, en animant même un peu le feu, a laiſſé un *caput mortuum* blanc aſſez abondant, d'une ſaveur terreuſe, mais qui n'a aucunement fait effervеſcence avec l'acide vitriolique. Cette partie terreuſe venoit probablement d'une décompoſition de la partie ſalino alkaline qui étoit entrée dans l'*hepar*; car il y en avoit trop pour avoir été fournie par les autres ſubſtances. Elle paroît être à tous égards, la même que celle qui eſt reſtée de la ſublimation du ſecond procédé après ſa déflagration, & probablement la même que celle qui entre dans le phoſphore urineux (*b*). C'eſt une portion

(*a*) Voyez notre ſecond Procédé, pag. 206 & ſuivantes.

(*b*) Il y a tout lieu de croire que cette ſubſtance terreuſe eſt de même nature que celle qu'on retire abondamment des urines humaines, en y verſant

de cette matière terreuſe unie à l'acide marin, & à du phlogiſtique, qui a produit la légère partie phoſphorique qui s'eſt fait ſentir pendant la combuſtion, mais comme le ſoufre de l'*hepar* étoit dominant dans cette matière ſublimée, c'eſt auſſi ſon odeur qui couvroit l'odeur phoſphorique.

---

de l'alkali ſalin très pur, ſubſtance qui paroît ſous une forme gipſeuſe & ſéléniteuſe, ainſi que nous l'avons remarqué bien des fois. C'eſt elle qui probablement a fait croire que c'étoit le produit de quelque pierre humaine miſe en fonte chez ceux qui faiſoient uſage du lithontriptique Anglois; mais elle n'étoit vraiſemblablement autre choſe que l'effet de la décompoſition de l'urine par l'action de l'alkali ſalin, qui a en effet cette propriété ainſi que nous l'avons déjà fait connoître dans quelques eſſais que nous avons donné ſur les lithontriptiques. On en lit un long extrait dans le Mercure de France, Mars 1755, pag. 141; & dans le Journal d'Agriculture, Septembre 1767, pag. 168.

CINQUIÈME PROCÉDÉ.

*Sublimé corrosif précipité & décomposé par l'*hepar *martial.*

Il ne nous reste plus qu'à examiner l'action de l'*hepar sulphuris* martial sur le sublimé corrosif. Il doit, en raison de la substance métallique qui s'y trouve, avoir une vertu particulière pour attaquer ce poison violent. Ce qui n'est d'abord qu'une présomption, se trouve démontré par l'expérience comme on va s'en convaincre.

J'ai fait fondre dans de l'eau de pluie bouillante, de l'*hepar* martial préparé par fusion selon le procédé indiqué. J'ai versé de la liqueur sur une solution semi-spiritueuse de sublimé corrosif. Il s'est fait sur le champ un coagulum considérable. Le précipité paroissoit d'un jaune brun, mais en continuant d'ajouter de l'*hepar*, il a pris une couleur brune plus foncée, & même aſſez noire. Lorſqu'il a été bien précipité, j'ai verſé le tout ſur le papier; la liqueur filtrée étoit très claire, & ne contenoit, comme on le ſoupçonne facilement, aucune parcelle de ſublimé. D'après ces expériences, l'on ne peut douter que l'*hepar* martial ne ſoit d'un grand ſecours pour combattre l'action du ſublimé. L'activité avec laquelle il agit ſur cette ſubſtance ſaline, lui donne ſur les autres *hepars* une ſupériorité qui le rend préférable à tous égards. L'examen que nous allons faire du précipité, le prouvera d'une manière inconteſtable.

SIXIÈME PROCÉDÉ.

*Analyſe du précipité du ſublimé corroſif par l'*hepar *martial.*

POUR ſuivre la même marche que dans les procédés précédens, & connoître exactement la nature du dépôt (*a*) resté sur le filtre, je l'ai mis dans un petit matras, & je l'ai exposé au bain de sable gradué, mais poussé fortement sur la fin. Presque tout s'est sublimé. Il s'est trouvé au fond du vaisseau cassé, une substance de couleur de rouille, mais en petite quantité. Elle avoit une saveur stiptique légèrement martiale; le couteau aimanté en attiroit quelques parcelles. Il s'étoit sublimé au dôme une croûte partie blanche, partie noire. La partie blanche étoit formée d'une grande quantité de globules de mercure revivifié que l'on distinguoit facilement par le moyen d'un bon verre, il y en avoit même dans le col d'assez gros pour être apperçus sans ce secours (*b*).

(*a*) Ce dépôt bien sec étoit un peu plus noir que ceux qu'on avoit obtenu avec les autres *hepars*.

(*b*) Cette décomposition de la combinaison du mercure avec le soufre, est dûe particulièrement à la substance ferrugi-

Tous ces phénomènes rapprochés, font juger qu'il y avoit réellement du mars en solution dans cet *hepar*, & en assez grande quantité, & que la présence de ce mars a favorisé une décomposition plus complette du sublimé que l'*hepar* calcaire, même plus que l'*hepar* purement alkalin.

J'ai ramassé toute la substance non-mercurielle sublimée au dôme, & je l'ai exposée à un feu doux, sur une portion de verre du vaisseau sublimatoire. L'obscurité a fait ap-

---

neuse. C'est elle qui a fait que presque tout le mercure s'est sublimé sous une forme globuleuse. Au lieu que dans la sublimation du précipité du second procédé, il y en avoit beaucoup moins. La sublimation de celui du quatrième procédé en contenoit encore moins, ou presque point, parce qu'il n'étoit entré ni alkali salin, ni mars dans l'*hepar* calcaire employé à précipiter la solution mercurielle du sublimé corrosif.

percevoir une flamme d'une grande légèreté qui répandoit une odeur sulphureuse très supportable. Elle étoit un peu dégénérée de cette odeur vive & suffocante particulière au soufre en combustion, & participoit de celle du phosphore ; celle-ci se faisoit à la vérité moins sentir que dans le précipité mercuriel provenant du sublimé décomposé par l'alkali salin du quatrième procédé, & bien moins encore que dans celui qui résulte de la même décomposition faite par l'*hepar* calcaire du second procédé.

Ces observations sur les matières terreuses sublimées aux dômes des vaisseaux dans nos différens procédés (*a*), ont été faites avec beaucoup

(*a*) On nous demandera peut-être pourquoi ces substances n'ont pas donné une égale odeur phosphorique dans leur déflagration, quoique la matière terreuse s'y trouve à peu près en égale quantité, & soit probablement la même ; car la

d'exactitude. Leur union avec l'acide marin & un phlogistique, présentent, comme nous l'avons vu, des phénomènes très intéressants, & dignes d'attention. En effet, ils peuvent conduire à obtenir d'une manière nouvelle & facile, le plus beau phosphore, & le plus estimé de tous les Physiciens.

---

matière sublimée du quatrième procédé, produite par la décomposition du sublimé par l'*hepar* alkali salin, en a donné beaucoup moins que celle du second procédé provenant du sublimé corrosif précipité par l'*hepar* calcaire? Cela paroît venir de ce qu'il y avoit dans le quatrième procédé un alkali abondant, qui, dans la sublimation, a retenu à lui une grande partie de l'acide marin qui devoit concourir avec la terre volatilisée & le phlogistique, pour former le phosphore. C'est à peu près par la même raison que la matière sublimée du sixième procédé, faite avec les produits du sublimé corrosif décomposé par l'*hepar* martial, n'a pas tant produit de substance phosphorique que les

Quoique les trois *hepars sulphuris* combinés avec l'acide marin du sublimé corrosif, contiennent une substance phosphorique, ainsi que nous l'avons démontré, nous ne prétendons cependant pas qu'il y soit dans un degré de pureté suffisant pour produire un phosphore

---

second & quatrième procédés. En effet, il étoit entré de l'alkali & du fer dans cet *hepar sulphuris*. Les substances alkalines & ferrugineuses restées au fond des vaisseaux sublimatoires employés dans les quatrième & sixième procédés, prouvent ce que nous avançons. L'une avoit les propriétés d'un sel neutre, & l'autre sous forme de rouille de fer, avoit une saveur martiale très forte développée par l'acide marin qui s'y étoit fixé. Cette saveur ressembloit parfaitement à celle du fer entamé par le sel ammoniac, & nullement à celle du fer pénétré par l'acide vitriolique qui formeroit un vitriol de mars, différence facile à distinguer. Le couteau aimanté y décéloit aussi cette présence du mars, car il en attiroit des parcelles ferrugineuses.

parfait. Ses principes y ſont ſeulement concentrés, & tous prêts à le produire, ſi l'on fait éprouver à ces ſubſtances quelque rectification propre à lui donner le degré de perfection qui lui convient. Les reſſemblances qui ſe trouvent entre nos réſultats & le phoſphore, ſont trop ſenſibles pour n'en pas être convaincu. Je les réſume ici en peu de mots.

CHAPITRE IV.

Ressemblance & analogie du nouveau phosphore, avec le phosphore urineux.

L'ODEUR dans la déflagration de nos substances, est absolument la même que celle du phosphore urineux enflammé; la fumée & la flamme sont à peu près de même. Le phosphore urineux brûlé sur un morceau de verre laisse, après la déflagration, une humidité jaune qui a un goût d'acide marin très fort; nous sommes sûrs que cet acide entre dans nos matières phosphoriques. En animant le feu sur la matière résultante de la combustion du vrai phosphore urineux, elle devient rouge, ensuite blanche, & d'une saveur terreuse acidule ; nous avons vu qu'il y a dans nos matières phoſphoriques, réſultantes de la combinaiſon des *hepars* avec le ſublimé corroſif, ſur-tout de l'*hepar* calcaire, une terre blanche volatiliſée au point de ſe ſublimer. Toutes ces analogies ſont plus que ſuffiſantes pour donner lieu d'eſpérer que l'on pourra parvenir à tirer un phoſphore bien pur des combinaiſons du ſublimé corroſif avec les *hepars*, ſur-tout avec l'*hepar* calcaire. Il eſt même le ſeul que l'on doive employer pour cet effet, par les raiſons que nous avons déduites. Mais c'eſt aux ſçavans qu'eſt réſervée la gloire de perfectionner ce que nous ne faiſons pour ainſi dire que crayonner, & de lever les obſtacles qui ſe rencontreront à la perfection de cette découverte utile & intéreſſante.

CHAPITRE V.

Résumé des moyens proposés contre l'action du sublimé corrosif.

NOUS avons cru devoir rapporter tous ces phénomènes, & jetter un coup-d'œil rapide sur toutes les circonstances qui les ont accompagnés, afin de faire connoître de plus en plus combien la nature est riche dans les rapports & les combinaisons que les mixtes admettent entre eux ; combien sont sages & admirables les loix que le Créateur a établies pour y subordonner tous les êtres ; combien enfin les avantages qui peuvent résulter de ces secrètes opérations doivent être utiles pour combattre les funestes effets de l'action du sublimé corrosif dans le corps humain. Cette dernière considération étoit le principal objet de notre travail. Et pour reprendre en peu de mots ce que nous avons dit, il eſt clairement démontré par la ſuite de nos expériences, que les *hepars ſulphuris* ont une action très puiſſante pour décompoſer le ſublimé corroſif en s'uniſſant au mercure par leur ſoufre, & à l'acide marin par la partie alkaline, ſoit terreuſe, ſoit ſaline, ſoit enfin ferrugineuſe. On peut donc être aſſuré que par le ſecours de l'eau légèrement alkaliſée, & l'uſage des *hepars ſulphuris* (l'*hepar* martial ſur-tout qui eſt préférable aux deux autres), on opérera une décompoſition complette du ſublimé corroſif, & qu'on en détruira les effets vénéneux dans le corps humain, s'ils ſont employés avec célérité. On doit enſuite porter ſes vues ſur l'état de phlogoſe & d'inflammation plus ou moins grande que la première action du corroſif laiſſe inévitablement dans les entrailles. On a recours pour cet effet aux moyens anti-phlogiſtiques, aux délayans émulſionnés, mucilagineux, huileux, laiteux, assouplissants de toute espèce. On employe aussi avec prudence les bains, les fomentations, les embrocations, &c. Il n'est pas moins important de placèr ensuite les minoratifs les plus doux tels que ceux de casse, de manne, d'huile d'amande douce, afin de porter par les selles toutes les matières nuisibles & hétérogènes dont l'estomac & le canal intestinal sont imprégnés.

Fin de la seconde Partie.

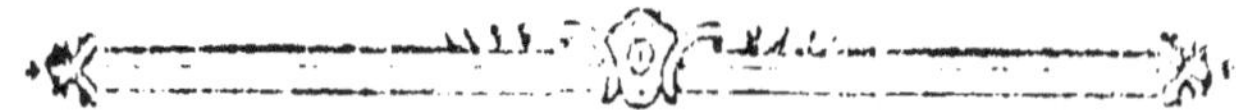

TROISIÈME PARTIE.

Du Verd-de-gris.

CHAPITRE PREMIER.

Division de ce Traité.

NOUS passons à un troisième genre de poison corrosif, qui mérite d'autant plus attention, que l'on est journellement exposé à en éprouver les mauvais effets. Nous parlons du verd-de-gris. La sécurité où l'on est à l'égard de ce poison, nous engage à entrer dans des détails motivés à son sujet. Pour procéder avec ordre, nous commencerons par mettre sous les yeux, les inconvéniens & les dangers qui résultent des ustensiles de cuivre dont on fait usage dans les cuiſines , & de tous les inſtrumens du même métal que l'on employe tous les jours pour la préparation des alimens. Nous indiquerons en même-temps ceux que nous eſtimerons les plus propres à les remplacer. Des obſervations qui nous ſont particulières, ſuivront l'expoſé de ces abus, & en prouveront la réalité. Ceci nous conduira naturellement aux moyens propres à combattre les dangereux effets du verd-de-gris que l'uſage des vaiſſeaux de cuivre entraîne avec lui; mais avant tout, il faut examiner la nature de ce poiſon.

CHAPITRE II.

Nature du Verd-de-gris.

LE verd-de-gris, ou verdet, eſt un cuivre décompoſé & converti en rouille par l'impreſſion d'un agent propre à opérer cette décompoſition. Les acides ſont les ſubſtances qui attaquent le cuivre avec le plus de célérité, & qui procurent, par conſéquent, une plus grande quantité de verd-de-gris. L'acide du vin ſert à l'obtenir en grand dans les travaux établis à Montpellier, pour en faire une branche de commerce. On étend lit ſur lit, des plaques de cuivre minces, qui préſentent beaucoup de ſurface, & des rafles ou grapes de raiſin fraîches, dont on a exprimé le vin. Par cette manière induſtrieuſe de procéder, on ſe procure en peu de tems beaucoup de verd-de-gris; cette rouille de cuivre ſe forme avec la plus grande facilité, car non-ſeulement les acides, mais encore toutes les ſubſtances graſſes & huileuſes, & l'action ſeule combinée de l'air & de l'eau, ſuffiſent pour produire cette rouille vénéneuſe.

Quoique le cuivre ne ſoit point mal-faiſant par lui-même, & que l'on faſſe impunément beaucoup de préparations pour la bouche dans des vaiſſeaux non étamés de ce métal, en prenant toutes les précautions néceſſaires pour ne point laiſſer former de verd-de-gris, on n'en eſt pas moins en danger par leur uſage, que ceux qui parcourent témérairement, quoiqu'avec ſécurité, un ſentier ſur le bord d'un précipice; puiſque la moindre négligence entraîne des accidens funeſtes.

De quelque nature que ſoient les agens qui opèrent la décompoſition du cuivre, tout le monde convient que le verd-de-gris qui en résulte, est un poison violent. Cette vérité généralement reconnue, n'est que trop confirmée par une infinité d'exemples malheureux qui se renouvellent tous les jours sous les yeux, sans rendre ni plus prudent ni plus surveillant à cet égard. N'est-ce pas une témérité d'employer dans les cuisines & dans les offices toute sorte de vaisseaux de cuivre, soit jaune, soit rouge ? envain objecte-t-on que la plûpart de ces vaisseaux sont étamés, c'est-à-dire, recouverts d'une couche d'étain. L'étamage lui-même, n'est pas à beaucoup près sans danger. 1°. Par la nature même de l'étain que l'on employe, 2°. à raison de la facilité avec laquelle ce métal se dissout dans une infinité de substances, & laisse par conséquent le cuivre à nud.

CHAPITRE III.

Dangers des vaiſſeaux de cuivre étamés, à raiſon de l'arſenic que contient l'étain.

LE danger des étamages n'a point échappé à la ſagacité de M. Margraff, qui a fait voir que preſque tout l'étain que l'on employe, contient de l'arſenic (*a*). Des expériences bien faites & réitérées, ont convaincu ce Médecin Chymiſte que l'étain même qui paſſe pour le plus fin, tel que celui de Malac, contient un gros de cryſtaux d'arſenic. Que doit-on penſer des autres eſpèces d'étain, qui en contiennent ſûrement bien davantage. MM. Geoffroy & Junker ont auſſi

(*a*) Voyez M. Margraf, Opuſ. Chym. t. I. p. 206.

Voyez auſſi les Obſervations de M. Miſſa, à ce ſujet. *Journal de Médecine*, *Avril* 1755.

fait connoître l'existence de l'arsenic dans l'étain, mais moins évidemment que M. Margraff. Il est facile, par conséquent, de concevoir le danger qui peut résulter de l'étamage fait avec un étain ainsi altéré, sur du cuivre destiné à préparer les alimens ; en évitant le danger de la rouille du cuivre, n'est-on pas exposé à un genre d'empoisonnement encore plus funeste. Il est vrai que les portions arsenicales sont incorporées dans l'étain, & envelopées d'une grande quantité de ce métal, sain par sa nature, il ne peut même s'en détacher que des parcelles imperceptibles. Mais elles sont toujours essenticilement vénéneuses, & peuvent à la longue déranger les fonctions de l'économie animale. C'est donc à tort qu'on se sert avec une parfaite sécurité de vaisseaux de cuivre, même bien étamés, pour les usages de la cuisine.

Il n'est pas cependant de l'essence

ſence de l'étain, de contenir de l'arſenic. Mais comme il y a beaucoup d'affinité entre ces deux ſubſtances métalliques, & l'arſenic ſe trouvant avec les minéraux impurs dont on tire l'étain, les procédés de fuſion que l'on employe pour en extraire l'étain, ne ſuffiſent pas pour le purifier de l'arſenic qui s'y rencontre (*a*). Mais en ſuppoſant l'étain exempt de toute partie arſenicale, l'étamage porte encore avec lui des dangers à raiſon de la grande quantité de plomb qu'on y fait entrer. C'eſt un ſecond motif pour ne point ſe fier à l'étamage.

Il eſt d'uſage en Allemagne d'allier pour le commerce une livre de plomb avec ſix d'étain. Dans d'autres endroits on n'y en ajoute qu'une dixième partie (*b*), M. Mac-

(*a*) M. Margraf indique les moyens de l'en purifier. Opuſ. Chym. t. I. p. 204.

(*b*) Opuſ. Chymiq. t. I. p. 179.

quer obſerve que les chaudronniers mêlent deux parties d'étain avec une partie de plomb pour leur étamage (*), & que les plombiers mêlent parties égales de ces métaux pour faire leurs ſoudures. Il eſt démontré que les moindres acides végétaux diſſolvent le plomb ; l'eau, elle-même, le réduit en céruſe (*a*). Or tout le

(*) Dict. de Chym. t. I. p. 450 & 452.

(*a*) Cet inconvénient ſe trouve dans les fontaines à éponges que M. Amy a ſagement ſubſtituées aux fontaines de cuivre qui ſont pleines de danger malgré l'étamage. J'ai obſervé pluſieurs fois ſur les lames de plomb qui recouvrent le bois, & qui forment les cloiſons de ces fontaines, une légère couche de blanc qui s'enlevoit avec le doigt. Elle étoit le produit d'une portion de plomb ſoulevée, diviſée & réduite en céruſe. A la vérité les éponges que l'eau eſt obligée de traverſer, ont toujours l'avantage d'empêcher cette chaux de plomb, au moins la plus groſſière, de ſortir avec l'eau, & de la rendre malfaiſante.

monde ſait que les parties métalliques du plomb introduites dans les inteſtins, y cauſent des coliques violentes & ſouvent mortelles (*). L'étamage eſt donc dangereux, & par l'arſenic & par le plomb qui ſe trouve dans l'étain que l'on employe à cet uſage. Il faudroit pour s'en ſervir avec ſûreté, qu'il fût parfaitement purifié de l'alliage vénéneux de l'un & de l'autre métal. Où trouvera-t-on un étain purifié à ce titre. Il n'y en a peut-être pas un quintal dans le royaume. On doit cependant convenir qu'il eſt facile de s'en procurer; car il ſuffit pour dépouiller l'étain de tout ſon arſenic, de le mettre en fuſion juſqu'à ce qu'il ſoit réduit en chaux, que l'on calcine avec ſoin, afin

(*) Voyez la ſçavante Thèſe de M. Dubois, *au Colicis figulis venæ ſectio*, ſoutenue en 1751 & 1756.

d'en enlever tout l'arſenic. Cette ſubſtance vénéneuſe ſe volatiliſe & ſe diſſipe promptement à ce degré de chaleur. Si l'on revivifie enſuite la chaux d'étain avec de la réſine ou quelqu'autre corps gras, il en réſulte un étain fort pur. Ce moyen, très ſimple de purifier l'étain, eſt connu de tout le monde. Si nous le rapportons, c'eſt pour en étendre encore davantage la connoiſſance, qui eſt de ſa nature très intéreſſante. Il eſt hors de doute qu'avec un étain de cette pureté, on pourroit alors, ſans alliage de plomb toute fois, en recouvrir le cuivre de manière à empêcher que les alimens n'y contractaſſent des qualités nuiſibles à la ſanté : on obtiendroit ſur-tout cet avantage, ſi l'on pouvoit en appliquer pluſieurs couches, comme le font les Turcs, pour l'étamage des caffetières du Levant. Mais peut-on compter aſſez ſur l'exactitude & la fidélité des ouvriers, pour se persuader qu'ils n'employeront que de l'étain purifié de cette manière. Il y a des potiers d'étain qui allient ce métal avec une légère portion de cuivre, afin de le rendre sonore par ce moyen, & de le faire passer pour très fin. J'ai vû un vaisseau de ce prétendu étain, chargé de verd-de-gris de tous côtés. Je crois avoir assez prouvé que l'étamage est dangereux par la nature de l'étain que l'on employe, j'ai ajouté qu'il l'étoit encore par la facilité avec laquelle il se dissout, & laisse par conséquent le cuivre à nud, c'est une seconde vérité qu'il s'agit de prouver & de confirmer.

CHAPITRE IV.

Dangers des vaiſſeaux de cuivre étamés, par la facilité avec laquelle l'étain ſe diſſout.

JE m'appuie encore ici de l'autorité, de M. Margraff. Cet habile Phyſicien a fait voir que l'étain le plus fin, celui des Indes Orientales, dit de Malac, celui d'Angleterre, celui de Saxe, éprouvoient une diſſolution marquée par le vinaigre, les jus de citron, de groſeille, par le vin du Rhin. Ce que M. Margraff avance, ſe trouve démontré par des expériences ſans nombre. Car on voit tous les jours, que non-ſeulement les acides les plus doux diſſolvent l'étain & laiſſent le cuivre à nud, mais qu'il eſt encore également enlevé par les graiſſes bouillantes, dont la chaleur eſt assez forte pour le fondre. C'est ce qui arrive immanquablement, lorsque l'on y fait frire des viandes. Cette vérité est reconnue & avouée de tous les gens qui travaillent pour la bouche, sans qu'ils en connoissent la véritable cause. Aussi sont-ils obligés de faire étamer souvent les casseroles où ils ont fait des fritures, parce qu'ils les voyent devenir jaunes ou rouges, & que les maîtres attentifs à leurs santé, le leur recommandent.

Ce que je viens d'établir sur les inconvéniens des vaisseaux de cuivre, même étamés, doit suffire pour convaincre toute personne qui n'adopte point de prévention. Les dangers fréquens qui résultent de leur usage, sont assez sensibles, & c'est après les avoir discutés avec attention, que le Roi de Suède s'est déterminé à rendre en Septembre 1754, une Ordonnance pour que les troupes, tant sur terre que ſur mer, fuſſent fournies de vaiſſeaux de fer au-lieu de ceux de cuivre dont ils étoient pourvus pour la préparation des alimens. Le tort que ce changement pouvoit faire à l'exploitage des mines de cuivre qui ſont très abondantes en Suède, & qui fait une partie de la richeſſe de ce Royaume boréal, n'a point arrêté les vues bienfaiſantes du Monarque (*). Il ſeroit bien à ſouhaiter qu'une loi auſſi ſage fût adoptée généralement, & qu'elle s'étendît même à une proſcription totale de l'uſage des vaiſſeaux de cuivre pour la préparation des alimens. Car on pourroit leur attribuer, avec fondement, l'altération de la ſanté de beaucoup de perſonnes, ſur-tout parmi les riches, dont la plûpart des alimens

(*) Voyez la Thèſe de M. Thierry, *an ab omni re cibariâ, vaſa ænea prorſus ableganda*, ſeconde édit. 1767, p. 7.

& des ragoûts ſont préparés dans ces ſortes de vaſes; il eſt hors de doute qu'une telle cauſe peut contribuer à la délicateſſe de leur tempérament & abréger la durée de leurs jours. A la vérité M. Eller, Académicien de Berlin, a prétendu que les vaiſſeaux de cuivre ne pouvoient nuire aux alimens qu'on y prépare. Mais ſon opinion a été réfutée avec avantage, par M. le Docteur Pott, auquel ſe ſont joints les autres membres de la même Académie, & ce corps de ſçavans a adopté dans tous ſes points la thèſe de M. Thierry ſur le danger du cuivre pour les préparations des alimens. Pourquoi eſt-on ſi peu vigilant ſur les impreſſions vénéneuſes que le cuivre y laiſſe? c'eſt parce qu'elles ſont peu ſenſibles & rarement ſuivies des preuves manifeſtes d'empoiſonnement; cependant les effets qu'elles produiſent ſont auſſi réels & auſſi dangereux quoique plus lents. En y faisant peu d'attention, il en résulte nombre de maux que l'on ne guérit point, parce que l'on ne remonte point à leur véritable cause, & que l'on ne peut la reconnoître sans des recherches & des examens très scrupuleux. Quoique les particules ærugineuses portées dans les premières voies n'y ayent point été en assez grande quantité pour y faire des impressions corrosives, elles suffisent cependant pour occasionner dans la masse des liqueurs des ravages considérables, lorsqu'une fois elles y ont pénétré. On les y soupçonne alors d'autant moins que le plus souvent on est occupé à combattre d'autres maladies compliquées, auxquelles elles donnent un caractère rebelle, par la dépravation que produit le verd-de-gris dans tous les fluides du corps en attaquant aussi les solides : quand ces parties cuivreuses n'y seroient que ſous la forme d'atômes imperceptibles (*a*), elles ne ceſſeroient de véxer l'économie animale, juſqu'à ce que la nature les eût ſubjuguées ou expulſées. Or cela ne peut ſe faire qu'au détriment plus ou moins conſidérable des organes qui s'affoibliſſent par la réſiſtance qu'ils oppoſent à l'ennemi, trop heureux lorſqu'ils ne ſuccombent pas à ſes attaques réitérées.

(*a*) Un ſeul grain de cuivre peut ſe diviſer en vingt-deux milliards ſept cens quatre-vingt-huit millions de parties, ſi l'on en croit le calcul de M. Van-Muſſchembroeck. Eſſai de Phyſ. t. I. Leyde 1739, p. 36, *in*-4.

CHAPITRE V.

Dangers des vaiſſeaux de cuivre dans les Hopitaux.

SI les particuliers riſquent tous les jours d'être empoiſonnés par le verd-de-gris ; le même danger eſt encore plus fréquent, & les effets du poiſon ſont plus funeſtes dans les maiſons deſtinées au ſoulagement de l'humanité. On a coutume dans la plûpart des hopitaux, après avoir diſtribué le bouillon & la viande aux malades, de mettre le ſurplus en réſerve dans d'autres chaudières de cuivre plus petites, ſouvent mal étamées ou point du tout. On conſerve le bouillon tiède dans ces chaudières pendant plus de vingt-quatre heures pour en rendre aux malades à meſure qu'ils en ont beſoin, on en fait de même de la viande. Eſt-il poſſible que par un séjour aussi long, le bouillon & les alimens ne se chargent pas de quantité de particules métalliques cuivreuses ? ne porte-t-on pas le germe des maladies & un principe de mort chez les malades, lors même qu'on se met en devoir de les soulager & de réparer leurs forces épuisées.

Qu'on ne soit pas surpris, par conséquent, si les secours les mieux administrés par des Médecins sçavans & éclairés, ne prospèrent pas dans beaucoup d'occasions.

Concluons de tout ce que nous venons d'exposer, que l'usage des ustensiles d'étain ou de cuivre enduit d'étain grossier, est dangereux, étant employé pour les alimens & pour les boissons; concluons qu'on ne peut alléguer aucun prétexte raisonnable qui puisse autoriser l'étamage des vaisseaux de cuivre destinés pour les cuisines; concluons enfin, & disons avec M. Thierry, qu'on ne devroit faire aucun usage des vaiſſeaux de cuivre pour la préparation des alimens. *Ab omni re cibariâ, vaſa ænea prorſus ablegandа.*

Combien d'autres uſages auxquels on peut employer le cuivre! tels que l'artillerie, les arts & métiers pour leſquels on frabrique quantité d'inſtrumens de cuivre très utiles, les ouvrages en bronze, la compoſition du métal des cloches. Ainſi la branche du commerce qui doit ſon exiſtence au cuivre, ne ſeroit point ruinée en défendant de faire uſage de ce métal pour en compoſer des uſtenſiles de cuiſine, & les mines de Suède & des autres pays qui le fourniſſent, ne ceſſeroient pas pour cela d'être exploitées.

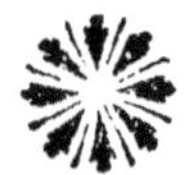

CHAPITRE VI.

Moyen de remplacer les vaiſſeaux de cuivre.

L'ÉNUMÉRATION des dangers auxquels expoſent les vaiſſeaux de cuivre, ne ſerviroient ſans doute qu'à jetter une allarme ſtérile parmi les citoyens, ſi l'on ſe trouvoit dans l'impoſſibilité de leur en ſubſtituer d'autres exempts de dangers & auſſi commodes. Mais la facilité de ſuppléer aux vaiſſeaux de cuivre étamés ou non étamés, & le déſir d'être utile, m'engagent à inſérer ici les vues que j'ai conçues relativement à cet objet intéreſſant.

§. PREMIER.

Casseroles d'argent ou de cuivre doublé d'argent.

LES grands seigneurs & les riches qui se font gloire d'avoir une nombreuse vaisselle d'argent, peuvent faire fabriquer des casseroles & beaucoup d'ustensiles de cuisine en argent pur, ou au moins en cuivre recouvert d'une lame d'argent le plus pur & solidement incrustée (*a*). Ils doivent ce sacri-

(*a*) Il a été prouvé par des calculs exacts, que cette vaisselle doublée d'argent fin, coûte moins au bout d'un certain tems, que l'étamage que l'on est obligé de renouveller souvent sur le cuivre. Elle a d'ailleurs le précieux avantage qu'il ne s'y forme jamais de verd-de-gris. Ces vaisseaux résistent au plus grand feu, sans qu'il détruise ni entame l'adhérence de l'argent sur le cuivre. L'approbation que l'Académie des Sciences & la Faculté

fice à la conſervation de leur ſanté & de celles des perſonnes qu'ils admettent à leur table.

Pour n'avoir point à craindre les effets du verd-de-gris, même avec des vaiſſeaux d'argent, il ſeroit néceſſaire que l'argent employé à les fabriquer n'admît aucun alliage de cuivre ; car cet alliage le rend ſuſceptible de contracter du verd-de-gris & d'empoiſonner des alimens qui y ſeroient conſervés pendant quelque tems (a).

---

de Médecine de Paris, ont accordée à cette nouvelle fabrique, y doit donner de la confiance. On trouve de cette vaiſſelle chez le ſieur Gournai qui en eſt l'inventeur, rue de Popincourt, près de la Barrière, quartier du Pont-aux-Choux. Il fait auſſi de cette vaiſſelle qui eſt recouverte d'un vernis imitant l'émail, réſiſtant au feu. Voyez Affiche de Province n° 52, 1772, p. 207.

(a) L'on a attribué à une pareille cauſe une maladie de langueur dont eſt morte il y a peu d'années, une perſonne de notre connoiſſance.

On sçait que le titre de l'alliage autorisé par les loix est d'un douzième de cuivre sur une masse d'argent. Il est difficile que cette portion de cuivre bien amalgamée avec l'argent, devienne nuisible pour peu que l'on soit vigilant. Mais n'a-t-on pas lieu souvent de craindre que la cupidité ne fasse augmenter dans l'alliage la proportion du cuivre au préjudice de celle de l'argent? Il seroit par conséquent plus à propos qu'on employât l'argent sans alliage pour la fabrication de la vaisselle.

Nous devons aussi observer que les vaisseaux d'argent polis & sans aucun ornement, sont les seuls à l'abri de dangers; tous les ornemens dont on décore l'argenterie exigent la soudure, & cette soudure est presque toute de cuivre, ce qui est prouvé par le verd-de-gris que l'on découvre très souvent dans les endroits ou la soudure est exposée à l'action des substances qui ont prise sur le cuivre.

Les vaiſſeaux de fayance, dont il ſeroit à ſouhaiter que l'uſage prévalût, ne ſont point ſujets à tous ces inconvéniens.

§. II.

Caſſeroles de fer étamé ou de fer blanc.

LES perſonnes qui ne ſont point en état de faire la dépenſe qu'exigent des uſtenſiles d'argent ou de cuivre doublé d'argent, peuvent ſe ſervir de caſſeroles de fer batu étamé, ou de caſſeroles de fer blanc, en ſuppoſant toujours que l'étain qui aura été employé à l'étamage, ſera parfaitement pur; ces dernières étant fort minces ont l'avantage de procurer une économie ſur le feu, mais elles ont l'inconvénient de ſe déſouder très facilement ſi on les y laiſſe à ſec un ſeul inſtant.

§. III.

Casseroles de terre vernissées.

On peut substituer à ces vaisseaux les casseroles de terre qui résistent au feu. Elles sont, comme on le sait, d'une grande ressource pour le peuple. Ces vaisseaux, les plus sains de tous, laissent cependant encore quelque chose à désirer. Le vernis commun qui les recouvre fait avec de la chaux de plomb, se fond petit à petit dans les graisses, & rend à cet égard les alimens qu'on y prépare nuisibles à la santé. On devroit y substituer le vernis blanc, qui a pour base la chaux d'étain; ce vernis est d'autant moins dangereux, que la chaux d'étain ayant éprouvé long-temps l'action d'un grand feu, se trouve par là dépouillée absolument de toute substance arsénicale, à la faveur de la grande volatilité de ce poison métallique. Les casseroles de terre ainſi verniſſées, doivent donc être préférées à celles qui ne ſont que plombées.

Moyens de parer aux inconvéniens des vaiſſeaux de terre verniſſés.

ON objecte contre l'uſage des vaiſſeaux de terre leur fragilité & leur peu de durée. L'on obſerve que le vernis, ſoit de plomb, ſoit de fayance, ſe fond au grand feu, ou ſe diviſe en petits éclats qui, ſans ſe détacher, laiſſent pénétrer les graiſſes dans toute la ſubſtance poreuſe des vaiſſeaux, que pour lors ces vaiſſeaux contractent un goût de vieille graiſſe qu'ils communiquent aux alimens & que l'on eſt contraint de les mettre au rebut. Cette obſervation ne peut être miſe que dans la bouche des gens du petit peuple, & qui ne peuvent pas renouveller fréquemment leurs vaiſſeaux à raiſon de la modicité de leurs facultés. Nous croyons devoir proposer en leur faveur quelques moyens d'économie. Il est facile de faire servir de nouveau les vaisseaux imbibés de graisse, s'il existe un moyen d'en enlever toute la graisse. Ce moyen est d'exposer le vaisseau de terre à un feu ardent; la graisse s'enflamme en transudant, & le vaisseau, lui-même, semble brûler jusqu'à ce que toute la graisse soit consumée.

Quant à la fragilité des vaisseaux de terre, elle n'est point non plus un motif suffisant pour leur substituer des vaisseaux de cuivre. Si les premiers se cassent très fréquemment, c'est parce que la chaleur nécessaire pour y faire fondre les graisses & pour roussir le beurre est trop violente. Cette partie de la main-d'œuvre des Cuisines peut se faire dans les casseroles de fer battu consacrées à cet usage. Les graisses, le lard, la viande & les légumes étant roussis, on peut transporter le tout avec suffisante quantité d'eau dans les casseroles de terre qui, au moyen de cette précaution, ne seront plus sujettes à se fendre & à se casser. Il n'y auroit même aucun inconvénient à finir la cuisson dans les casserolles de fer battu & non étamées en évitant d'y verser des acides. Avec ces moyens faciles à pratiquer on peut se passer de cuivre pour la préparation des alimens & éviter les dangereux effets qui résultent inévitablement de la déglutition des plus petites parcelles de ce métal vénéneux.

§. IV.

Utilité des chaudières de fer dans les Hopitaux & les Communautés.

LES facilités que nous venons de proposer sont toutes en faveur des particuliers ; mais comment remplacer dans les maisons publiques telles que les hopitaux & les communautés nombreuſes, ces chaudières immenſes deſtinées à cuire les viandes & à faire des muids de bouillon ? Il n'eſt pas plus difficile ni plus coûteux de conſtruire ces chaudières avec des plaques de fer d'une épaiſſeur ſuffiſante, que d'y employer des plaques de cuivre. Cette ſage précaution mettroit des milliers de Citoyens à l'abri des dangers auxquels ils ſont tous les jours expoſés de la part du verd de gris. On n'auroit plus à craindre les ſuites du défaut de ſoin ſi familier aux aides-cuiſine chargés de nétoyer ces grands vaiſſeaux : en ſuppoſant que leur négligence laiſſât former un peu de rouille, elle ne peut être nuiſible ſi c'eſt une rouille de fer, mais celle de cuivre dont les graiſſes & les jus de viande ſe chargent eſt pernicieuſe à tous égards. Les chaudières de fer ont ſeulement beſoin de quelques attentions pour empêcher qu'elles ne ſe détruiſent par la rouille, & pour éviter que les alimens n'y contractent une ſaveur de fer qui pourroit répugner aux malades. Il ſuffit pour obvier au premier inconvénient, de bien eſſuyer les chaudières avec des éponges propres. La chaleur du fourneau les sèche enſuite aſſez promptement pour les empêcher de ſe rouiller. Les reſtes de graiſſe dont ces vaiſſeaux ſont toujours enduits, & qui rendent ceux de cuivre ſi dangereux, procurent ici le ſecond avantage, ſavoir : de prévenir la ſaveur ferrugineuſe en s'oppoſant à la décompoſition du fer. D'ailleurs, la néceſſité où l'on eſt de remplir ces vaiſſeaux preſque auſſi-tôt qu'ils ſont vuides & de les nettoyer, ne laiſſe pas à la rouille le tems de ſe former. On l'évitera donc facilement ſi l'on a ſoin de n'y mettre ni vinaigre ni aucun autre acide à nud. A l'égard des légumes que l'on a coutume de faire cuire avec la viande, ils n'y portent aucun acide capable de faire impreſſion ſur le fer, pas même les feuilles d'oſeille, parce que l'acidule y eſt noyé dans une prodigieuſe quantité de liquide.

§. V.

Chaudières de fonte de fer.

Si cependant l'on craignoit que ces chaudières de plaques de fer battu ne fuſſent pas d'une aſſez longue durée. Il ſeroit aiſé d'en couler de même métal. Elles ſont à la vérité très-caſſantes, mais on évitera cet inconvénient en les enclavant dans des fourneaux bien conſtruits, & en obſervant de ne point faire de feu deſſous qu'elles ne ſoient pleines d'eau ou remplies en grande partie. On doit être également attentif à ne point jetter d'eau froide dedans lorſqu'elles ſont fort chaudes. Avec ces attentions elles dureront des ſiècles. S'il étoit impoſſible de ſe procurer des chaudières de fonte de fer d'une grandeur suffisante pour qu'une seule pût suffire, l'on pourroit en avoir plusieurs réunies avec de la maçonnerie sur un même fourneau. Elles seroient échauffées en même-tems par un seul foyer ou séparément selon le besoin, en dirigeant le feu sous toutes à la fois, ou seulement sous quelques-unes d'elles par le moyen de coulisses & de plaques de fer que l'on fermeroit & que l'on ouvriroit à volonté. Il en résulteroit par conséquent pour le chauffage un avantage œconomique qui n'est point à négliger pour des maisons où l'on fait de si grandes consommations de bois. Mais cet avantage, quoique réel, est de beaucoup inférieur à celui de la conservation des sujets de l'état que ces moyens prudens lui assureront.

§. VI.

Chaudières de bronze.

ON voit dans plusieurs hopitaux, entr'autres à Reims en Champagne, des chaudières de bronze ou métal de cloche bien polies au grès & à l'émery, & enclavées dans de grands fourneaux. J'ai été satisfait de la grande propreté avec laquelle elles sont entretenues. Il est hors de doute que des chaudières de cette nature sont bien moins susceptibles de verd de gris que celles qui sont fabriquées avec des plaques de cuivre. Le seul défaut de poli de ces dernières les rend nécessairement pernicieuses; car il n'est jamais possible de les bien nétoyer à cause de toutes les inégalités formées par les grapins de feuilles & par les rivets des clous dans les interstices desquelles il se forme du verd-de-gris-gris, quelque précaution qu'on puisse prendre. Ce verd-de-gris n'eſt enlevé que par les viandes, les graiſſes & les liquides que l'on y fait bouillir. Au lieu que les chaudières de bronze bien polies ſe nétoyent facilement & parfaitement avec les éponges ſans qu'il y reſte la moindre tache de verdet. Quoique le bronze poli ſoit encore par lui-même capable de produire du verd-de-gris, puiſque l'on voit les cloches & les ſtatues de bronze qui en ſont enduites comme d'un vernis, cependant il s'en forme bien moins que ſur le cuivre. On doit attribuer cette particularité, tant à la grande dureté de ce métal combiné qu'à l'étain qui entre dans ſa compoſition. Il eſt certain que l'alliage de l'étain bien pur avec le cuivre, rend le métal compoſé qui en réſulte beaucoup moins ſuſceptible de verd-de-gris. On trouve encore dans les chaudières de ce métal un avantage que nous avons obſervé dans les chaudières de fonte de fer. Leur dureté exceſſive les rend propres à s'échauffer avec beaucoup moins de feu que celles qui sont faites avec d'autres métaux. Ainsi, en entretenant proprement les chaudières de bronze, on peut s'en servir utilement dans les hopitaux pourvu qu'on n'y laisse pas séjourner les viandes ni le bouillon, passé le tems de l'ébullition, car il s'y formeroit encore du verd-de-gris. Cet inconvénient suffit même pour donner la préférence aux chaudières de fer battu ou de fer coulé.

CHAPITRE VII.

Abus dangereux qui résultent de l'usage du cuivre.

TOUS les abus dont nous venons de faire l'enumération, ne sont pas les seuls que l'usage du cuivre entraîne avec lui. Il en est encore bien d'autres qui pour être moins sensibles, n'en sont ni moins réels ni moins dangereux. Nous croyons utile d'en faire mention.

§. PREMIER.

Danger des fontaines de cuivre pour tirer le vinaigre & le vin.

UN des premiers abus qui se presente à combattre est l'usage où l'on est de laisser des fontaines de cuivre enduites de verd-de-gris à des barils de vinaigre; le fluide acéteux diſſout en paſſant une quantité conſidérable de cette rouille cuivreuſe, & entame le cuivre de manière à en reproduire beaucoup plus qu'il n'en a entraîné. Souvent les frottemens du robinet en détachent des couches épaiſſes qui tombent dans la bouteille avec le vinaigre & s'y diſſolvent entièrement. Peut-on douter que le vinaigre ne ſoit alors un véritable poiſon ? Le vin des tonneaux peut auſſi devenir poiſon en ſe ſervant de fontaines de cuivre pour le tirer, ſur-tout dans les cabarets où on laiſſe ces fontaines ſéjourner plus d'un mois après les poinçons. Les alimens préparés avec le vinaigre cuivreux, ſont à la vérité très-peu chargés de ce poiſon, parce que la petite quantité de verd-de-gris que contient le vinaigre eſt étendue dans beaucoup de fluide. Mais quelle conſéquence doit-on en tirer ? C'eſt qu'au lieu de faire un mal prompt & ſenſible qui attireroit l'attention & donneroit lieu d'y remédier, il en résulte des altérations lentes dans les fluides du corps qui ruinent imperceptiblement la santé & le tempérament de ceux qui y sont journellement exposés (*a*).

(*a*) Les Vinaigriers, & même plusieurs Communautés mettent des fontaines de cuivre aux barils de vinaigre, destinés pour l'usage journalier. Ces fontaines se trouvent toujours enduites de verd-de-gris & de lames ou croûtes épaisses. On voit dans quelques-unes du verd-de-gris, dans d'autres il n'y en paroît point, & celles-ci sont d'une couleur gris sale. On ne peut cependant douter qu'étant formées par l'acide du vinaigre qui s'y desséche, elles ne participent beaucoup du cuivre. Il est néanmoins bon d'observer au sujet de ces lames, qu'étant macérées dans le vinaigre, le sel volatil ammoniac n'en tire pas une couleur bleue. M. Cadet a prouvé (1) que ce sel volatil dont on se sert communément pour manifester le

(1) Dans un Mémoire lu à l'Académie Royale des Sciences, en 1772.

§. II.

Dangers auxquels ſont expoſés les Soldats en recevant dans des vaiſſeaux de cuivre, le vin qu'on leur diſtribue.

S'il y a des inconvéniens ſenſibles à mettre des fontaines de cuivre après les barils de vinaigre & les

---

cuivre lorſqu'il s'en trouve dans quelque liquide, n'eſt pas une pierre de touche aſſurée Car l'arſenic, ſur-tout celui qui eſt amalgamé dans l'étain, empêche l'alkali volatil de faire paroître le cuivre ſous une couleur bleue.

S'il arrivoit donc que l'on eût étamé les fontaines de cuivre que l'on mettroit aux barils de vinaigre, pour empêcher qu'il ne s'y formât du verdet, l'acide du vinaigre ne laiſſeroit pas que de ronger l'étamage & le cuivre; cependant la croûte qui en réſulteroit ne manifeſteroit point le cuivre qu'elle contiendroit, par l'épreuve des alkalis volatils.

poinçons de vin, ceux qu'entraîne le séjour du vin dans des vaisseaux de même métal sont beaucoup plus préjudiciables. Les militaires y sont fréquemment exposés. Cette classe de Citoyens destinée à la défense de l'Etat, mérite cependant des attentions proportionnées à leurs services. C'est en leur faveur que nous relevons ici un abus très-préjudiciable à leur santé.

Les habitans des villes sont obligés de loger les troupes dans leurs passages, & de fournir aux soldats des vaisseaux pour aller chercher à l'étape la portion de vin qui leur est destinée. La fragilité des vaisseaux de terre ou de verre engage beaucoup de personnes à leur fournir des vaisseaux de cuivre Cette économie mal entendue expose les soldats à des dangers inévitables, parce qu'il se forme nécessairement du verd-de-gris dans ces sortes de vaisseaux. Il seroit important que le Ministère fût informé d'un abus aussi pernicieux. Le seul moyen d'y remédier est de publier une défense générale de fournir des vaisseaux de cuivre aux soldats pour aller chercher le vin de l'étape, & d'ordonner aux étapiers de refuser de mettre du vin dans les vaisseaux de cuivre qu'on leur présenteroit. Il est facile de remplacer ces derniers par des vaisseaux ou brocs de bois qui ne seront point coûteux ni sujets à se briser comme les vases de terre ou de verre, d'ailleurs, on n'aura plus à craindre les inconvéniens de l'usage des vaisseaux de cuivre ou d'étain, ou d'autres métaux composés par alliage.

§. III.

Dangers des cornichons préparés dans des vaisseaux de cuivre.

OBLIGÉ plusieurs fois de visiter les cuisines & les offices pour vérifier mes soupçons sur les causes de plusieurs maladies qui portoient le caractère d'empoisonnement, j'y ai fait différentes questions & informations propres à me découvrir les abus qui s'y commettoient dans la préparation des alimens. J'ai observé entr'autres abus, qu'il étoit d'usage dans beaucoup d'offices de préparer les cornichons en versant dessus le plus fort vinaigre que l'on avoit fait bouillir à deux ou trois reprises dans un vaisseau de cuivre rouge non-étamé. Il est évident qu'un vinaigre actif & en ébullition dans du cuivre doit dissoudre une grande quantité de parties métalliques; il est aussi plus que vraisemblable que la couleur verte, recherchée dans cette préparation, est due le plus souvent à la rouille de cuivre qui se dépose sur les cornichons.

§. IV.

Dangers & abus de différens ustensiles employés à l'usage de la cuisine ; moyens de les suppléer.

ON ne doit pas craindre de paroître trop minutieux lorsqu'il s'agit d'examiner tout ce qui peut altérer la santé. J'ai voulu voir les lardoires avec lesquelles on pique les viandes, je les ai trouvées de cuivre presque par-tout. Quelque soin que l'on ait d'entretenir proprement ces instrumens, le lard imprégné de sel dont on les remplit continuellement doit former beaucoup de verd-de-gris dans leur cavité conique. Il est facile de bien nétoyer l'extérieur, mais pour l'intérieur il est si difficile de le faire, qu'on peut assurer que la propreté n'y a jamais lieu. Le poison passe dans les viandes & dans les sausses à la faveur du lard. Chacun prend des portions de poiſons avec la plus grande ſécurité, & c'eſt ainſi qu'à la longue ſe forment les germes de beaucoup de maladies chroniques dont la cauſe eſt déjà bien éloignée lorſque le mal ſe déclare. Tout Médecin éclairé conviendra que des abus de cette nature peuvent donner lieu à des dartres, à des fauſſes douleurs de rhumatiſme, à des affections ſcorbutiques, enfin à une infinité de maladies par âcreté de ſang, modifiées & compliquées de mille manières. Pourquoi ne pas abandonner les lardoires de cuivre & ne pas ſe ſervir de préférence de lardoires de fer qui n'ont aucun inconvénient & dont l'uſage commence même à prévaloir dans pluſieurs endroits. Celles d'argent qui pourroient flatter beaucoup de perſonnes & inſpirer de la ſécurité, ne conviennent pas à cauſe de l'alliage, & du cuivre des ſoudures. Rien n'empêche les riches d'en avoir d'or bien pur. Ils ſeront certains de n'avoir aucun danger à craindre en prenant des précautions de cette nature.

Les écumoires, les passettes & autres ustensiles de cuisine, fabriqués en cuivre, donnent lieu aux mêmes réflexions, & l'on doit cesser d'employer ce métal pour leur composition.

§. V.

Dangers des vaisseaux de cuivre employés pour faire coaguler le lait.

Il est bon que le public soit encore instruit d'autres abus qui résultent de l'usage du cuivre, & auxquels on ne fait aucune attention. J'ai vu bien souvent & avec peine que dans beaucoup de villages, & même dans des villes, les habitans reçoivent le lait des vaches dans des chaudrons de cuivre non-étamés, & souvent même très malpropres. D'autres par une coutume plus pernicieuſe encore, le font coaguler l'hiver dans de grands vaiſſeaux de cuivre qu'ils mettent au four après que le pain en eſt retiré. Ils le laiſſent ainſi paſſer la nuit afin d'en obtenir la crême & pour en former le fromage. J'ai tenté ſans ſuccès de leur démontrer le danger de leur méthode; la perſuaſion s'inſinue difficilement parmi les gens de cette claſſe. Mais toute perſonne inſtruite apperçoit facilement le danger auquel leur aveuglement expoſe. Il eſt conſtant que la partie ſéreuſe & acide du lait ainſi que ſa partie onctueuſe & butyreuſe ſont très propres l'une & l'autre à former le verd-de-gris. Comment peut-on reſter indifférent à cet égard? N'a-t-on pas lieu d'être effrayé en obſervant qu'il eſt poſſible d'être empoiſonné de mille manières en prenant les alimens les plus ſains; on ne peut s'occuper trop ſérieuſement de prendre des meſures propres à remédier à de ſi grands abus, quelque embarras qu'il puiſſe en réſulter pour ceux qui ſont dans ce mauvais uſage. Mais il ne peut y en avoir aucun. On doit ſe ſervir de ſeaux de bois pour recevoir le lait, & de grands vaſes de terre pour y laiſſer repoſer & amaſſer la crême, & former enſuite le *coagulum* caſéeux ; ce moyen que je propoſe n'eſt pas nouveau ni étranger à ces ſortes d'uſages, je les ai vu pratiquer aſſidûment chez beaucoup de laboureurs.

§. VI.

Abus & dangers dans la manière dont ſe diſtribue le ſel à tout le public dans les Greniers à ſel. Empoiſonnemens qui doivent en réſulter. Moyens faciles de remplacer les inſtrumens de cuivre.

HONORÉ de la confiance du Roi par un titre ſpécial pour veiller à la ſanté des Citoyens dans ce qui concerne les épidémies, j'ai cru devoir étendre mes recherches & mes obſervations ſur un objet d'autant plus important qu'il intéreſſe généralement la ſanté & la vie de tous les ſujets de l'état. Je veux parler des dangers auxquels expoſe la manière dont on diſtribue le ſel marin dans l'étendue du Royaume.

Le ſel marin que l'on peut regarder avec raiſon, comme une denrée de première néceſſité pour l'aſſaiſonnement de preſque tous les mets, eſt un puiſſant antiſéptique des ſubſtances animales, lorſqu'il eſt pur & pris avec modération. Mais la manière dont il eſt tranſmis au public le rend un moyen propre à faire paſſer dans nos corps le poiſon du verd-de-gris. Il ſuffit pour s'en convaincre de jetter un coup d'œil ſur les inſtrumens dont on ſe ſert pour le livrer. De tous les vaiſſeaux employés à cet effet il n'y en a pas un ſeul qui ne ſoit garni de cuivre. Les trémis que l'on remplit de ſel pour en faire la livraiſon dans les magaſins ſont garnies de toute part en cuivre. Le grillage placé au fond du cône tronqué de chaque trémie pour modérer la chûte du ſel eſt auſſi de cuivre. Au-deſſous du grillage ſe trouve une plaque de cuivre que l'on fait jouer dans des rainures ou couliſſes du même métal pour arrêter à volonté la chûte du ſel. On apperçoit ſur toutes ces garnitures cuivreuſes une croûte de verd-de-gris qui les tapiſſe. On ne doit point en être ſurpris. La préſence du ſel, ordinairement imprégné d'humidité, que l'on y met lors de la livraiſon, ainſi que les vapeurs ſalines qui s'échappent continuellement des maſſes conſidérables de ſel dont le lieu eſt rempli, ſuffiſent bien pour entamer le cuivre chaque fois que l'on fait jouer la couliſſe; le ſel s'y écraſe & s'imprègne d'autant plus de verd-de-gris qu'il eſt plus humide. Il entraîne même des croûtes non-dissoutes de ce poison, & tombe avec elle dans la mesure destinée à le recevoir. Chaque particulier, par cette manœuvre pernicieuse, se trouve assuré d'avoir sa portion de verd-de-gris dans le sel au sortir de la trémie. Je ne parle pas même des parcelles qui se détachent de tems en tems de la grille & des autres garnitures de cuivre. Il ne faut pas croire que le sel une fois parvenu dans la mesure, ne doive plus contracter de verd-de-gris. D'autres instrumens de cuivre vont encore lui en transmettre. Les mesureurs passent sur la mesure comblée de sel, une raclette pour en enlever l'excédent. Cette raclette est aussi de cuivre, & garnie abondamment de verd-de-gris, ainsi que les cercles qui bordent la mesure. Les cercles sont faciles à nétoyer; le frottement de la raclette, en écrasant de nouveau une certaine quantité de sel sur leurs bords, en enlève le verd-de-gris. Une partie, comme on le conçoit aisément, se communique au sel que la mesure contient, & l'autre partie se trouve avec l'excédant qui tombe de la mesure, le premier servi doit par conséquent recevoir le plus de verd-de-gris. Mais ceux qui attendent en recevront aussi leur part. Le sel ramassé exactement & remis dans la trémie leur sera distribué avec une nouvelle portion de verd-de-gris.

Il n'est pas possible de se faire illusion sur les qualités pernicieuses que ce sel porte avec lui & sur celles des alimens à l'assaisonnement desquels il doit être employé. Le poison se prend, à la vérité, en petite quantité & très-étendu, mais il se réitère tous les jours. Comment apprécier les désordres qui doivent en résulter à la longue dans l'économie animale? D'ailleurs, il peut se rencontrer dans une quantité de sel, des portions qui contiennent beaucoup plus de verd-de-gris que les autres, & des sociétés nombreuses sont exposées à être empoisonnées subitement, comme on n'en a que trop d'exemples.

Les pauvres que la médiocrité des moyens empêche d'aller au grenier à sel y chercher une quantité de sel, reçoivent nécessairement des portions qui sont plus chargées de parties vénéneuses. Car, outre que le sel qu'on leur livre au regrat a reçu primitivement beaucoup de verd-de-gris, comme nous l'avons observé, il en contracte encore dans les balances & les petites mesures de cuivre où on le fait passer en détail. On sait en effet que ces mesures & ces balances sont en tout tems enduites de verd-de-gris, même détrempé, à cause de l'humidité continuelle qu'y attire le peu de sel resté après chaque distributition. Obligés de réitérer souvent la livraison, les regratiers ne prennent pas la peine de nétoyer ces ustensiles de cuivre à chaque fois, ce seroit trop exiger d'eux. D'ailleurs ils en souffriroient quelques pertes.

Je n'avance rien ici qui ne soit dans la plus exacte vérité. Pour m'en assurer par moi-même, je me suis transporté plusieurs fois dans les greniers à sel & chez les regratiers, & j'y ai constamment trouvé tous les instrumens destinés à la livraison, chargés de verd-de-gris. Cet abus est cependant presque général, & toutes les personnes qui sont à portée de s'en appercevoir, le voyent d'un œil indifférent; parce que l'ignorance les empêche d'en sentir les dangereuses conséquences. En vain j'ai adressé mes plaintes en faveur du public aux chefs des directions. On a toujours négligé d'y faire droit; parce que, disoit-on, l'on ne concevoit pas qu'il fût possible de remédier à de tels abus, s'il y en avoit, sans que les régisseurs en souffrissent

ſouffriſſent de grandes pertes. Nous oſons nous flatter que la Faculté de Médecine aura plus d'égard à des obſervations auſſi eſſentielles à la conſervation de la ſanté de tous les citoyens. Portée par un zèle auſſi déſintéreſſé qu'éclairé à écarter toutes les cauſes qui peuvent préjudicier à la ſanté & à la vie des hommes, elle ſollicitera la réforme de ces abus auprès du Roi & du Gouvernement, & fera connoître les moyens que je propoſe pour y obvier ſans compromettre les intérêts de l'Etat.

Rien n'eſt plus facile que de ſuppléer aux inſtrumens de cuivre pour la livraiſon du ſel, la dépenſe en ſera même moins conſidérable. On doit établir à cet effet dans tous les greniers à ſel; des inſtrumens de bois. Les meſures ſeront de bois & garnies de cercles de bois. Ces meſures étant placées auprès des monceaux de ſel, on les remplira avec des pelles de bois, & on enlèvera l'excédent avec une raclette de bois dur, tel que celui de Gayac ou un rouleau, comme le font les mesureurs de grain. On évitera de cette manière la dépense des trémies, des grilles, des coulisses & de tous instrumens & garnitures de cuivre, les grillages ont sans doute été inventés pour diviser davantage le sel dans sa chute & pour qu'il fût moins entassé dans la mesure; mais les instrumens de bois ne l'entasseront pas davantage. Si l'on craint que la livraison n'aille pas assez vîte au gré du public, on peut multiplier les mesureurs & regagner la vîtesse par le nombre des bras. On aura par ce moyen la satisfaction de pourvoir à la sûreté publique, sans porter préjudice aux intérêts légitimes des régisseurs.

A l'égard des regratiers, il est facile de les assujettir à se servir de meſures de bois au lieu de celles de cuivre, ou de péſer le ſel dans des ſacs de papier, ou ſur des balances garnies de papier collé, qu'ils renouvelleroient au beſoin.

Notre amour pour le bien général de l'humanité, relativement à ſa conſervation, eſt l'unique motif qui nous ait porté à diſcuter d'une manière auſſi détaillée les dangers & les inconvéniens qui réſultent des uſtenſiles de cuivre employés pour tout ce qui a rapport aux alimens. Nous n'avons rien groſſi ni exagéré dans les détails que nous mettons ſous les yeux du public. Une infinité de faits pouroient venir ici à l'appui de tout ce qui vient d'être établi, mais nous nous bornerons à quelques uns dont les obſervations nous ſont perſonnelles, & parmi leſquels on trouvera pluſieurs exemples d'empoiſonnemen soccaſionnés par le verd-de-gris. Nous n'avons d'autre intention que d'inſpirer, par le récit de ces obſervations, une plus grande défiance ſur les uſages trop multipliés du cuivre.

CHAPITRE VIII.

Obſervations qui conſtatent les effets funeſtes qu'entraînent l'uſage des vaiſſeaux de cuivre.

PREMIER FAIT,

Qui prouve le danger de faire bouillir du vinaigre ſur du cuivre.

JE me trouvai à la campagne, dans un château où l'on avoit préparé des cornichons avec du fort vinaigre bouilli à pluſieurs repriſes dans des chaudrons de cuivre. On me les fit voir pour m'en faire admirer la beauté. Après les avoir bien examinés, j'obſervai que la couleur verte agréable qu'ils préſentoient étoit due en grande partie à la rouille de cuivre qui s'étoit déposée dessus (*a*); j'en convainquis les personnes de la maison & je leur fis sentir les dangereuses conséquences de cette préparation. L'on jetta sur-le-champ les cornichons, & on brûla la recette qu'on avoit regardée comme très précieuse.

DEUXIÈME FAIT,

Qui prouve le danger que l'on court en laissant séjourner le vin dans des vaisseaux de cuivre.

LE 20 Août 1773, je rencontrai un soldat qui revenoit de l'Etape, portant un broc ou vaisseau de cuivre rouge, fort sale. Je demandai à le voir. Quoique surpris de

(*a*) Les cornichons préparés en Hollande qui sont d'un si beau verd, & d'une saveur très agréable, ne devroient-ils pas ces qualités précieuses à une préparation de cette nature ?

ma demande, il me le remit ſur-le-champ. Ce vaiſſeau mal étamé, & en dedans ſeulement contenoit du vin comme je l'avois préſumé. On obſervoit à la partie ſupérieure beaucoup de ver-de-gris ; je la fis appercevoir au ſoldat, & je lui fis remarquer le danger auquel il s'expoſoit lui & ſes compagnons de chambre, en laiſſant ſéjourner le vin dans ce vaiſſeau, ainſi que la néceſſité de le tranſvaſer ſur-le-champ dans des bouteilles par l'endroit où il n'y avoit point de verd-de-gris. Je lui recommandai de bien examiner s'il n'y avoit point de verdet dans l'intérieur, & dans ce cas, de jetter le vin pour éviter d'être empoiſonné.

J'ai fait part de cette obſervation à M. Rouillé d'Orfeuil, Intendant de la province, qui a fait défendre aux Etapiers de livrer du vin aux ſoldats dans des vaiſſeaux de cuivre. Il eſt ſenſible que l'uſage de ces vaiſſeaux eſt d'autant plus dangereux pour les troupes que le vin qu'on leur donne eſt communément fort verd, & par là, plus propre à former le verdet. Ajoutons de plus, que les ſoldats le laiſſent ordinairement ſéjourner juſqu'au ſoir dans le vaſe où ils l'ont reçu, afin de donner à la chambrée le tems de ſe réunir pour faire leur repas.

TROISIÈME FAIT,

Qui démontre que le cuivre le mieux étamé n'eſt pas pour cela exempt de verd-de-gris.

J'ALLAI voir un malade chez une perſonne de cette ville, le matin d'un jour où elle m'avoit invité à dîner avec pluſieurs autres convives. Cet ami me voulut faire voir un quartier de chevreuil que l'on avoit mis mariner dans une braſière de cuivre bien étamée, & me faire obſerver combien ce beau morceau flatteroit agréablement ſes convives. Je m'apperçus ſur-le-champ que la viande, le vaiſſeau & l'aſſaiſonnement étoient remplis de verd-de-gris que mon ami prenoit pour de fines herbes hachées, parce qu'en effet il y en avoit un peu dans l'aſſaiſonnement. Il fut effrayé à cet aſpect du danger de mort auquel il auroit exposé une ſociété entière, ſans ce coup de providence. On fit tranſporter ſur-le-champ dans le Jardin la braſière & tout ce qu'elle contenoit, & le quartier de chevreuil avec tout ſon aſſaiſonnement furent enterrés profondément dans une foſſe creuſée à cet effet, au grand regret des domeſtiques qui auroient voulu qu'on le leur abandonnât pour le laver & s'en régaler

Le Maître ordonna que le vaiſſeau fût bien nétoyé, & défendit que déſormais on fît ſéjourner aucune viande dans de pareils vaiſſeaux, ſi bien étamés qu'ils puſſent être. Mais il auroit été plus prudent & plus ſûr de ſe défaire du vaiſſeau,

& de tous ceux de cuivre dont on se servoit habituellement. Car , qui peut se promettre que les cuisiniers & leurs subalternes seront assez attentifs pour tenir ces sortes de vaisseaux bien propres , pour les faire étamer à tems & lieu ; qu'ils le feront avec de l'étain bien purifié de toutes parties arsenicales , & qu'on n'y laissera séjourner aucun acidule ni aliment quelconque.

Les poissonnières où l'on fait cuire le poisson au bleu , c'est-à-dire avec du gros vin rouge , & souvent un peu de vinaigre qui lui donne effectivement cette couleur tirant sur le bleu, viennent encore à l'appui de cette observation importante. Nous les avons vu plus d'une fois chargées de verd-de-gris assez épais en différens endroits dans le tems même qu'on y faisoit cuire du poisson , parce qu'on les croyoit bien nétoyées.

La sûreté des Princes & des Grands, ne sembleroit-elle pas exiger qu'ils engageaſſent leurs Médecins à donner l'œil à la manière dont ſe préparent leurs aliments. Ils trouveroient encore beaucoup d'autres abus à réformer.

QUATRIÈME FAIT.

Exemple d'empoiſonnement occaſionné par les parties arſénicales contenues dans l'étain commun.

DEUX perſonnes de ma connoiſſance dînant à la campagne, y mangèrent au deſſert du fromage à la crême après y avoir répandu du ſucre qui étoit enfermé depuis pluſieurs mois dans un ſucrier d'étain (*a*). Une troiſième perſonne mangea du même fromage ſans y mettre de ſucre, parce qu'elle le trouvoit meilleur ſans cet aſſaiſon-

(*a*) On ſait que ces vaiſſeaux ſont cylindriques & percés dans le haut de pluſieurs trous.

nement. Quelques heures après le repas, une des deux perſonnes qui avoit mangé du fromage ſucré, éprouva un grand mal d'eſtomac qui fut ſuivi de pluſieurs vomiſſemens violents & convulſifs, & d'abondantes déjections par bas. La deuxième perſonne qui avoit également mis du ſucre ſur ſon fromage, éprouva les mêmes accidens quoiqu'un peu plus tard. L'on eut alors quelque crainte, ſans ſe douter d'où pouvoient venir ces accidents. On envoya demander à la troiſième perſonne qui avoit été du dîner, mais qui n'avoit point mis de ſucre ſur ſon fromage, ſi elle ne s'étoit point trouvée incommodée. Elle jouiſſoit de la plus parfaite ſanté, & n'avoit éprouvé aucun dérangement dans la digeſtion du dîner qui d'ailleurs avoit été frugal & champêtre.

L'on eſt donc fondé à croire que les vomiſſements & le dévoiement ſurvenus aux deux convives venoient uniquement du ſucre qui, par son long séjour dans le sucrier d'étain, y avoit contracté une mauvaise qualité que l'on ne peut attribuer qu'aux parties arsenicales contenues dans l'étain. Comme les parties salines du sucre n'avoient contracté que très peu de ces parcelles arsenicales, les mauvais effets causés par le fromage sucré, n'ont point eu de suite. Une diète aqueuse & laiteuse, les a dissipé en peu de tems (*a*).

(*a*) Le Journal Politique, premiere quinzaine de Février 1777, p. 54, rapporte ainsi que plusieurs autres papiers publics, que les Peres de l'Oratoire de la Ville d'Angers, s'étoient empoisonnés en mangeant d'un ragoût que l'on avoit fait réchauffer dans une casserole bien étamée, & où il n'y avoit pas la moindre apparence de verd-de-gris; ce que l'on a attribué à un brouillard épais qu'il faisoit ce jour-là, qui avoit rendu la casserole humide. On ajoute que le Cuisinier ne l'ayant pas essuyée, le verd-de-gris s'y étoit bientôt formé. Mais l'arsenic qui entre dans

CINQUIÈME FAIT.

Premier exemple d'empoisonnement par le Verd-de-gris.

Il y a quelques années qu'on eut recours à moi pour voir dans une Communauté de cette Ville, onze malades qui éprouvoient tous du plus au moins, les mêmes accidens. Les uns avoient des douleurs d'en-

---

l'étain, pourroit avoir beaucoup contribué à produire les violents effets qu'ont éprouvé tous ceux qui ont mangé de ce ragoût, comme l'avoit fait le sucre qui avoit séjourné long-tems dans le sucrier, dont je rapporte l'évènement qui s'est passé sous mes yeux.

Il est incroyable combien on peut découvrir de choses utiles en portant des regards attentifs sur tout ce qui se passe parmi le peuple.

Une mère voulant faire mourir des vers qu'elle soupçonnoit être la cause d'une incommodité habituelle de sa fille,

trailles accompagnées de nausées d'autres avoient des vomissements. Quelques-uns étoient tourmentés de douleurs de ventre sans nausées ni vomissements. D'après l'examen de tous ces malades, il étoit facile de juger que quelque poison avoit part à ce fâcheux évènement. J'allai directement à la cuisine faire les informations & les perquisitions nécessaires. Je découvris que l'on avoit fait manger ce jour-là à la Communauté, de la friture cuite dans une

---

âgée de quinze à seize ans, lui fit prendre un verre de vin rouge qu'elle avoit mis infuser à froid pendant vingt-quatre heures, dans une écuelle d'étain avec du sucre. Cette fille rendit quelques heures après, trente grands vers strongles, avec plusieurs déjections stercorales très abondantes. Or cet effet ne pouvant venir du sucre, ni du vin, on ne peut l'attribuer qu'à des parties arsenicales, dont il est prouvé que l'étain le plus fin est presque toujours altéré par un aliage primordial qui se fait dans la mine même.

poële de cuivre où l'on avoit coutume de laiſſer refroidir la graiſſe. On n'avoit pas eu ſoin de la bien nétoyer, car je la trouvai encore enduite de verd-de-gris. D'après cette connoiſſance, je traitai les malades conformément à l'indication qui ſe préſentoit. Ils guérirent tous plus ou moins promptement ſelon que le poiſon avoit affecté les viſcères, qu'ils ſe trouvoient plus ou moins délicats, ou ſelon que chacun des malades avoit rencontré dans la friture plus ou moins de ce poiſon ærugineux.

SIXIÈME FAIT.

Second Exemple d'empoiſonnement par le Verd-de-gris.

LE 4 Septembre 1772, je fus prié d'aller voir dans cette Ville, pluſieurs malades dans la même maiſon. J'y en trouvai neuf, tant enfants que grandes perſonnes. Ils éprouvoient tous des vomiſſements conſidérables accompagnés de douleurs d'entrailles plus ou moins grandes. Les uns alloient fréquemment à la ſelle, les autres n'y alloient point, mais tous étoient dans un grand abattement, & avoient de violentes douleurs de tête. La plus part avoient le pouls petit, ſerré & précipité, ſur-tout les enfans. Deux grandes perſonnes ſeulement avoient le battement de l'artère radiale grand & très fréquent. Une univerſalité de malades dans une même maiſon, & la conformité des accidents dans un tems où il n'y avoit aucune épidémie, ne pouvoient s'attribuer qu'à une cauſe commune & vénéneuſe. L'exemple encore récent de ſix perſonnes empoiſonnées & péries par l'effet de l'arſenic, nous faiſoit craindre un pareil malheur pour celles-ci. Cependant après bien des queſtions, des recherches & des examens, je me rendis certain que l'arſenic n'y avoit aucune part, mais que c'étoit l'effet du verd-de-gris qui avoit été introduit de la manière ſuivante.

La maitreſſe de la maiſon avoit fait fondre du beurre, & par une économie qui n'eſt point blâmable en elle-même, en avoit mis l'écume à part pour en faire un gâteau deſtiné à régaler ſa famille. Elle s'étoit ſervie ſelon la coutume, d'un chaudron de cuivre, où, à la vérité il ne ſe forme point de verd-de-gris tant que le beurre eſt en ébullition; mais qui en produit promptement, & en grande quantité ſi on y laiſſe refroidir cette graiſſe butireuſe. On ſçait même qu'elle devient alors plus propre à former le verd-de-gris ſur le cuivre, parce qu'elle a perdu ſa douceur par l'action du feu. Il paroît qu'à cet égard on n'avoit point fait de faute. Mais on s'étoit ſervi pour enlever l'écume, d'une écumoire de même métal, & par un défaut d'attention pardonnable, parce que les perſonnes de cette classe sont peu capables de prévoir les accidens qui peuvent résulter du cuivre, on l'avoit posée & laissée séjourner sur l'écume de beurre. Elle y avoit acquis une qualité véneneuse par le verd-de-gris qui s'y étoit formé. J'ai même trouvé dans la cuisine, cette écumoire encore remplie de verd-de-gris dans une infinité d'endroits, sur-tout dans les trous du cercle de cuivre qui la bordoit quoiqu'on s'en fût servi depuis, & qu'elle eût été nétoyée. J'eus soin de le faire remarquer.

Le pot-au-feu avoit été écumé le lendemain de la fonte du beurre, avec cette écumoire, probablement sans qu'elle eût été nétoyée. Aussi le bouillon & la viande ont-ils participé beaucoup du poison cuivreux, comme nous allons le voir. Enfin, le jour même on fit une fricassée de pigeons dans laquelle on mit du bouillon préparé le matin, & qui communiqua sa qualité véneneuse au ragoût. Parcourons les fâcheux effets produits par ces trois ſortes d'aliments.

Parmi les perſonnes empoiſonnées, les unes avoit mangé du gâteau ſans toucher à la ſoupe & à la viande du pot-au-feu, ni à la fricaſſée. D'autres avoient mangé du gâteau, de la viande & de la ſoupe, ſans goûter de la fricaſſée; quelques-uns enfin avoient mangé de la fricaſſée de pigeons, & n'avoient pris ni gâteau, ni ſoupe, ni viande. Voici ce qui s'eſt paſſé chez les uns & chez les autres.

Ceux qui n'avoient mangé que du gâteau étoient une fille de dix-huit ans, & un garçon de vingt ans; la fille a éprouvé de violents maux de tête, de grands vomiſſements. Comme il n'y avoit qu'environ vingt-quatre heures que l'aliment impregné de verd-de-gris étoit mangé, j'ai préſumé qu'on pouvoit encore l'attaquer dans les premières voies. Pour cet effet, j'ai fait boire abondamment à cette fille de l'eau légèrement animée de ſubſtance ſalino-alkaline, tant dans la vue d'émouſſer la corroſion du verd-de-gris que pour atténuer & détacher de la tunique inteſtinale, les parcelles véneneuſes, afin de pouvoir les emporter facilement par les évacuans. En effet, une eau de caſſe émétiſée placée peu de tems après, a ſuffi pour faire ceſſer les grands accidens. Les nourritures laiteuſes ont enſuite achevé promptement la guériſon complette.

On n'a pu ſavoir au juſte quel effet à produit le gâteau ſur le garçon de vingt ans qui en avoit mangé. Comme il étoit de la campagne, il y eſt retourné le jour même. Quelqu'un a dit qu'il n'en avoit point été incommodé, ce qui annonceroit, ou qu'il en avoit mangé très peu, ou qu'il y auroit eu dans la pâte des endroits moins impregnés de verd-de-gris & qu'il auroit heureuſement rencontré, &c.

Le père, la mère, trois jeunes

enfans, & un garçon de dix-huit à vingt ans, avoient mangé du gâteau, ainſi que de la ſoupe & de la viande du pot-au-feu, écumé avec l'écumoire chargée de verd-de-gris. Tous ont eu des douleurs d'entrailles, des vomiſſemens violens & fréquens, ſuivis d'un grand accablement, & de maux de tête conſidérables. Je leur ai preſcrit ſur le champ une légère décoction de graine de lin un peu alkaliſée & édulcorée avec du ſirop de guimauve & de diacode, afin de porter du calme en faiſant tomber les ſpaſmes, & d'affoiblir l'action corroſive du poiſon. Quelques heures après on leur a fait prendre une eau de caſſe très légère, mais fortement aiguiſée; j'en ai fait donner pluſieurs fois, en quantité, & à des diſtances proportionnées aux tempéramens, à l'intenſité des accidens, & aux âges des ſix malades.

L'opération de ce remède ſoutenue pendant pluſieurs heures, a procuré d'abondantes évacuations par haut & par bas. J'ai prescrit ensuite l'usage d'une légère décoction de graine de lin, & de racine de guimauve émulsionée, & rendue encore plus sédative par les syrops de pavot rouge & de pavot blanc. J'ai jugé l'usage de ces syrops utile pour faire tomber les spasmes & les agacemens violens que le poison cuivreux avoit occasionné dans tous les solides. On a accordé ensuite à ces malades, pour toute nourriture, le lait pris sous différentes formes, soit liquide, soit en bouillie très claire, soit en potages au riz, au vermicelli, de préférence au pain qui a toujours une légère tendance à l'acidité. Je suis parvenu par cette méthode à guérir parfaitement tous les malades en sept à huit jours de tems, depuis les plus grands jusqu'aux plus jeunes. J en excepte cependant la mère qui naturellement sujette à des vomissemens, & propriétaire d'une grande sensibilité de nerfs, a été plus fatiguée de l'action du poiſon, même juſqu'à tomber pluſieurs fois en ſyncope. Mais en inſiſtant plus long-tems ſur le régime laiteux, elle s'eſt bien rétablie. Tous ces malades avoient dans le tems des douleurs & des vomiſſemens, le pouls petit & ſerré ſans trop de fréquence, excepté le garçon de vingt ans, dont le pouls véhément a déterminé deux ſaignées du bras. Il a été un des premiers guéris.

Il nous reſte à rendre compte des deux autres empoiſonnés qui avoient mangé uniquement de la fricaſſée de pigeons ſans toucher au gâteau, ni à la ſoupe, ni à la viande du pot-au-feu, écumé avec l'écumoire de cuivre ; l'un âgé de trente à quarante ans, aſſez fort de tempérament, a eu des vomiſſemens conſidérables; l'autre âgé de vingt-trois à vingt-quatre ans, fort & robuſte, a été le plus violemment maltraité par l'action du poiſon. Le verd-de-gris avoit agi beaucoup plus lente-

ment

ment chez lui; il paroiſſoit même en plaiſanter, mais cinq ou ſix heures après le vomiſſement & les maux de tête ſurvinrent avec la plus grande violence. On a d'abord traité ces deux malades comme les précédens. Le plus âgé a été rétabli au bout de trois à quatre jours. Mais le plus jeune a éprouvé une fièvre violente, & eſt tombé dans un aſſoupiſſement léthargique occaſionné par la violence des vomiſſemens, & par un état pléthorique. Ces accidens m'ont déterminé à le faire ſaigner deux fois du bras, & une fois du pied. Au moyen de ce ſecours, & des boiſſons adouciſſantes légèrement alkalines & laxatives, jointes à un bon régime ſoutenu pendant dix à douze jours, il s'eſt rétabli auſſi parfaitement que les autres.

SEPTIÈME FAIT.

Troisième exemple d'empoisonnement par le verd-de-gris, sur quarante à cinquante personnes.

QUOIQUE l'accident arrivé par le verd-de-gris, à quarante ou cinquante Gardes du Roi, ne soit point une observation qui me soit personnelle, il est cependant trop remarquable & trop récent pour être oublié ici. Il y a trois ou quatre ans que ces Militaires préposés à la sûreté du Monarque, mangeant ensemble dans leur Hôtel de Versailles, se trouvèrent tous fort incommodés après un repas dans lequel on leur avoit servi des haricots verds. Ils eurent tous plus ou moins de violens accidens. Les recherches faites à ce sujet, firent découvrir que ce fâcheux évènement provenoit de ce que les haricots qu'ils avoient mangés, avoient été cuits dans du cuivre non étamé, & y avoient séjourné. Plusieurs de ces Militaires distingués sont morts de cet empoisonnement, & les autres en ont été long-tems incommodés. Il y en a même actuellement qui se ressentent encore des impressions de ce poison cuivreux.

CHAPITRE IX.

Traitement des malades empoisonnés par le verd-de-gris.

ARTICLE PREMIER.

Exposition générale des moyens que l'on doit employer contre l'action vénéneuse du verd-de-gris.

TOUTES les observations que nous venons de détailler démontrent d'une manière incontestable les dangereux effets des vaisseaux & ustensiles de cuivre, même bien étamés. Elles devroient suffire, sans doute, pour faire proscrire entièrement leur usage; mais comme il sera bien difficile de détruire sitôt les abus & de dissiper les préjugés adoptés depuis long-tems à cet égard, nous nous faisons un devoir de publier ce que des recherches particulières nous ont appris, pour remédier aux fâcheux effets du vers-de-gris dans le corps humain. L'analogie nous a conduit à faire, par rapport à la solution du cuivre qui forme le verd-de-gris, les raisonnemens & les combinaisons que nous avons faites sur l'arsenic & sur le sublimé corrosif. Car, par une suite des affinités qu'une sagesse infinie a établie entre les différentes substances comme autant de loix invariables, il se trouve que les rapports sont à peu-près les mêmes à l'égard du verd-de-gris, que ceux que nous avons observé entre le sublimé corrosif, l'arsenic, &c.

Les moyens d'arrêter les effets du verd-de-gris ne sont point indifférens. Ils doivent être analogues à la manière dont ce poison a été introduit dans l'économie animale. Une personne, par exemple, pour avoir été empoisonnée par le verd-de-gris, pris en ſubſtance ou diſſous par quelques menſtrues qui lui ſont propres, tels que les acides, les graiſſes, &, ce qui arrive fort rarement, les alkalis fixes ou volatils; il faut chercher alors les remèdes propres à porter dans le corps quelques unes des ſubſtances de rapport qui puiſſent le décompoſer & ſe l'approprier. Ils doivent être choiſis entre les corps qui ont beaucoup d'affinité réactive avec le cuivre, tels que le fer, le ſoufre, les alkalis, les huileux, &c. La qualité particulière du poiſon que l'on a à combattre doit déterminer le choix que l'on doit faire parmi ces agens. Examinons quels ſont ceux que l'on peut employer contre le verd-de-gris diſſous par un acide.

§. PREMIER.

Manière d'attaquer le verd-de-gris dissous par un acide.

Le fer nous a paru convenir pour attaquer le cuivre dissous par un acide. Pour nous assurer de son effet nous avons versé une solution de fer par un acide végétal sur une solution de cuivre par le même acide. Celle-ci a perdu sur-le-champ sa couleur bleue & a pris celle de rouille, sans cependant former un précipité. Le verd-de-gris est corrigé dans ce mêlange; mais il n'est pas détruit. Il résulte seulement une solution mixte qui donne après l'évaporation une substance *salino-androgyne cuivreuse & martiale*. Ainsi, quoique le cuivre, dans cette circonstance, soit uni au fer, il n'est point suffisamment corrigé pour qu'il ne puisse plus nuire. Le fer dissous par un acide vitriolique, c'est-à-dire, le vitriol de Mars, diſſous dans l'eau, opère le même effet ſur la ſolution cuivreuſe. Il ne ſeroit donc point prudent de ſe repoſer ſur l'uſage des ſolutions de Mars par les acides, pour combattre les mauvais effets d'un verd-de-gris de la nature de celui que nous examinons; nous verrons cependant tout-à-l'heure que le fer uni à des ſubſtances ſulphuro-alkalines eſt très propre à opérer ſa décompoſition par la puiſſance de rapport effective qu'il a ſur le cuivre. Mais voyons auparavant les ſecours que l'on peut attendre des alkalis ſimples, fixes ou volatils. Leur action décompoſante ſur le verd-de-gris acide eſt très marquée comme on va s'en convaincre.

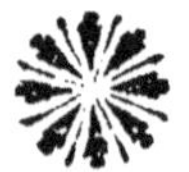

§. II.

Avantage des alkalis fixes contre le verd-de-gris dissous par un acide.

Si l'on verse de l'eau tiède alkalisée, préparée avec quelqu'un des sels fixes de cette nature, tel que celui du tartre, de la soude, de la potasse, d'absinthe, &c. sur une solution acéto-cuivreuse, il se fait sur-le-champ une décomposition, par le transport de l'acide végétal, sur le sel fixe. Le cuivre alors livré à lui-même, se précipite sous la forme d'une fécule légèrement bleue, peut-être parce que ce précipité métallique cuivreux conserve quelques parcelles d'acide. Mais l'eau qui surnage est claire & limpide, sans aucune nuance de bleu, quoi que la solution cuivreuse ait été forcée par la chaleur. Ce moyen seroit, par conséquent, un véritable contre-poison du verd-de-gris acide, s'il n'y avoit lieu de craindre que le précipité qui s'en formeroit dans le corps humain ne pût y être dissous au moins en partie par les sucs acides des premières voies. Il faudroit, pour dissiper cette crainte, faire boire abondamment de l'eau alkalisée, tant pour décomposer le verdet que pour émousser les aigres des premières voies. On pourroit par-là détruire sûrement les impressions fâcheuses du verd-de-gris dans le corps de ceux qui auroient avalé de ce poison sous une forme liquide acidule. S'il avoit été avalé en substance, les alkalis salins pourroient encore en être le contre-poison, vu que le verd-de-gris, sous cette forme, est toujours un cuivre divisé & uni à un acide qui doit naturellement en être séparé par un alkali quelconque ; en effet, si on verse du *deliquium* de tartre sur du verd-de-gris de cette nature, il le dissout en entier très promptement,

& se précipite en même tems sous une forme de fécule ou de floccons blancs, si le liquide est à froid. Le liquide alkalin ne contient plus alors de parcelles cuivreuses, & l'*hepar sulphuris* alkalin n'en précipite rien. Il est vrai que si on dissout le verd de-gris avec un *deliquium* bien chaud, la solution garde une couleur bleue. Mais elle se perd & se précipite totalement par l'addition des *hepars*. Par conséquent, de quelque manière que l'on emploie les liqueurs alkalines contre le poison du verd-de-gris, dissous par un acide ou pris en substance (car, sous cette forme il est encore uni à un acide) on est assuré de le faire avec avantage. Les alkalis volatils ont une puissance encore plus dissolvante sur le verd-de-gris que les alkalis fixes. L'on décompose facilement la teinture bleue très foncée qui en résulte, par l'addition des *hepars* qui en précipitent une fécule abondante de couleur de rouille d'un rouge brun.

La teinture bleue que la ſolution chaude de *deliquium* de tartre, ainſi que la ſolution d'alkali volatil prennent dans la décompoſition du verd-de-gris, démontrent clairement leur action puiſſante ſur ce poiſon corroſif. Car on voit par-là qu'après avoir précipité le cuivre du verd-de-gris, en s'uniſſant à l'acide qui le conſtituoit, ces deux ſubſtances ont encore aſſez de force pour s'emparer d'une portion de ce métal ærugineux, & former avec lui un verd-de-gris d'une nature toute différente, & qui n'eſt pas ſans danger. Auſſi ces remèdes exigent-ils des précautions de la part des Médecins qui les adminiſtrent, quoiqu'on remédie facilement à ce léger inconvénient par l'addition des *hepars*, comme nous l'avons dit plus haut. Ainſi, nous n'en concluerons pas moins que les alkalis ſont un ſecond moyen très propre à combattre les mauvais effets du verdet. C'eſt celui que nous avons employé avec ſuccès contre l'empoiſonnement des neuf perſonnes dont nous avons parlé, quoi que le verd-de-gris, introduit chez elle, eût été diſſous par un menſtrue gras. Voyons actuellement les ſecours que nous pourrons tirer du ſoufre.

§. III.

Action du ſoufre ſur le cuivre.

CETTE ſubſtance inflammable a beaucoup de rapport avec le cuivre. Mais, quelque affinité qu'il puiſſe y avoir entre ces deux ſubſtances, on ne peut s'en promettre aucun avantage contre les mauvais effets du verd-de-gris diſſous par un acide ou pris en ſubſtance, en employant le ſoufre ſous une forme sèche. Il faut donc recourir aux moyens propres à le mettre dans un état de liquidité. Ils ſont ſimples & faciles. Il ſuffit de le réduire, 1°. en *hepar* calcaire; 2°. en *hepar* alkalin ſimple; 3°. en *hepar* alkalin martial; on lui fait encore prendre aiſément une forme ſoluble avec le ſecours des huiles. Nous nous ſommes occupés de ces différentes combinaiſons avec d'autant plus de confiance que nous préſumions avantageuſement de leurs effets ſalutaires contre le verd-de-gris. On jugera par les examens ſuivans s'ils doivent être regardés comme les vrais antidotes de ce poiſon. L'on ſera également à portée de connoître celui qui mérite la préférence. Commençons par l'*hepar* calcaire.

§. IV.

*Utilité de l'*hepar *calcaire contre le verd-de-gris diſſous par un acide.*

SI, ſur une ſolution de cuivre faite par un acide végétal & bien chargée, on verſe de l'*hepar* calcaire liquide, il ſe fait à l'inſtant du mêlange une décompoſition extraordinaire digne de fixer l'attention. La couleur bleue eſt totalement détruite ſur-le-champ, & il ſuccède une couleur ſemblable à celle de la rouille de fer. En agitant le liquide & en mettant le vaiſſeau auprès de l'oreille, on entend un bruit comme d'une légère effervescence. La liqueur ſe trouve alors remplie d'une fécule légère qui forme un dépôt de couleur de rouille. La ſolution cuivreuſe eſt donc totalement décompoſée par le tranſport de l'acide végétal ſur la portion terreuſe de l'*hepar* calcaire, tandis qu'il abandonne le cuivre. Ce métal livré à lui-même, s'unit entièremet au ſoufre qui ſe trouve auſſi en liberté par la ſouſtraction de la baſe calcaire qui avoit formé combinaiſon avec lui pour conſtituer l'*hepar*. Auſſi le liquide n'a-t-il plus alors aucune ſaveur, ni celle d'*hepar* ni celle de cuivre. Nous ſommes donc aſſurés par-là, que l'*hepar* calcaire liquide eſt un contre-poiſon du cuivre tenu en ſolution par un acide quelconque, & pris intérieurement, puiſque le même méchaniſme de décompoſition doit s'y opérer également.

§. V.

*Utilité de l'*hepar *alkalin contre le verd-de-gris diſſous par un acide.*

L'HEPAR alkalin nous fournit un ſecours auſſi aſſuré. Son action ſur le cuivre eſt encore plus marquée. J'ai verſé de cet *hepar* fondu dans de l'eau de pluie ſur une ſolution cuivreuſe pareille à la précédente. A l'inſtant, même décompoſition que par l'*hepar* calcaire & même dépôt ; il avoit ſeulement une couleur plus brune. Ainſi l'on ne peut douter que cet *hepar* n'ait le même pouvoir contre le poiſon du verd-de-gris. Il doit même en avoir encore davantage ſi l'on conſidère que dans cet *hepar* il y a un alkali ſalin qui a plus d'affinité avec l'acide de la ſolution cuivreuſe, que n'en a la ſubſtance terreuſe de l'*hepar* calcaire. Par conſéquent, les parties métalliques ærugineuſes s'uniront plus complettement au ſoufre de l'*hepar* abandonné à lui-même. Comme il ne reſte plus de parcelles cuivreuſes unies à des portions d'acide, il n'y a aucun danger à craindre de ces parties métalliques dans le corps humain.

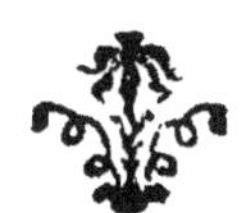

§. VI.

*Utilité de l'*hepar *martial contre le verd-de-gris diſſous par un acide, ſon efficacité eſt ſupérieure à celle des autres* hepars.

LE troiſième *hepar* ou l'*hepar* martial, connu par ce que j'en ai dit à l'article de l'arſenic, promettoit encore des avantages ſupérieurs à ceux des deux autres, & devenoit le ſujet naturel d'une nouvelle expérience. J'ai verſé de cet *hepar* martial liquide ſur une ſolution aceto-cuivreuſe. Il s'eſt fait ſur-le-champ une décompoſition dont il eſt réſulté un dépôt léger abondant, de couleur brune de rouille de fer. Le mars qui ſe trouve dans ce dernier *hepar ſulphuris*, comme nous l'avons prouvé en faiſant l'examen des précipités arſenicaux & mercuriels formés par l'*hepar* martial, opère un effet particulier dans la décompoſition qu'il éprouve & qu'il occaſionne dans le mêlange : car l'acide qui tenoit le cuivre en ſolution ſe porte en partie ſur l'alkali fixe, & en partie ſur le fer qui compoſoient l'*hepar* martial, conjointement avec le ſoufre. Le cuivre alors mis en plaine liberté & livré à lui-même, s'unit au ſoufre & à une portion du fer & ſe précipite avec eux. Cet *hepar* doit donc être ſupérieur aux autres pour combattre les effets vénéneux du verd-de-gris, ſoit diſſous par un acide, ſoit pris en ſubſtance. On doit cependant obſerver à ſon égard une particularité eſſentielle ; c'eſt qu'il faut employer cet *hepar* auſſitôt qu'il eſt fondu dans l'eau, parce qu'en le laiſſant ſéjourner avec le mars qu'il contient, le ſoufre diviſé dans le liquide ſe porte ſur le mars en vertu du plus grand rapport qu'il a dans cette circonſtance avec ce métal qu'avec les alkalis. Par conſéquent, l'*hepar* martial liquide ſe décompoſe & ſe détruit de lui-même. En effet, la ſolution d'*hepar* qui eſt d'abord d'un beau jaune, devient au bout de quelques jours claire & limpide comme de l'eau à meſure que le ſoufre ſe porte ſur le fer. Ces deux ſubſtances forment par leur précipitation un limon noir d'une ſaveur martiale très forte, ſur-tout ſi le fer a été dominant dans la préparation de l'*hepar*. Alors cette ſolution d'*hepar* ne décompoſe plus la ſolution cuivreuſe comme elle le faiſoit avant l'union de ſa partie ſulphureuſe avec le mars. Nous avons cru devoir obſerver cette circonſtance & la communiquer, afin d'éviter une erreur qui ſeroit très préjudiciable dans le traitement des malades qui auroient beſoin de ce remède, & rendroit les ſoins du Médecin inutiles.

§. VII.

Manière d'attaquer le verd-de-gris dissous par un corps gras.

Il arrive fréquemment que le verd-de-gris s'insinue dans les alimens & passe dans le corps à la faveur d'un corps gras qui a servi à le dissoudre. Quels sont alors les moyens propres à combattre & à subjuguer cet ennemi redoutable ? Un des plus naturels est sans doute le soufre, rendu soluble par une substance analogue à celle qui tient le verd-de-gris en solution, telle que les huiles.

§. VIII.

Avantage du baume de soufre térébenthiné contre le verd-de-gris dissous par une substance grasse.

J'AI mis du verd-de-gris dans de l'huile d'olive ; il s'y est dissous en partie à froid, mais complettement & avec une grande facilité à la faveur d'une douce chaleur. L'huile a acquis, par cette solution, une belle couleur verte. J'ai fait fondre du soufre dans de l'huile de térébenthine, & je l'ai versée sur l'huile chargée de verd-de-gris. Cette dernière a perdu à l'instant sa couleur; ce qui annonçoit le transport du cuivre sur le soufre. C'étoit ce que nous désirions. On est donc assuré par-là d'avoir un moyen dont l'usage promet beaucoup de succès pour aller attaquer dans le corps humain le verd-de-gris uni à des graisses. Car il suffira alors de faire boire l'huile où l'on aura fait fondre du soufre. La préparation en est connue dans les Pharmacies, sous le nom de baume de soufre. Cependant, comme il y est communément sous une forme trop épaisse, il faudroit l'étendre dans une plus grande quantité d'huile pour qu'il pût s'unir plus facilement aux graiſſes chargées de verd-de-gris qui ſeroient dans les premières voies.

La couleur verte qu'a priſe l'huile d'olive, chargée de verd-de-gris, nous donne lieu de remarquer quels effets doivent opérer les graiſſes dans les caſſerolles de cuivre où on les fait bouillir des heures entières; car, ſi bien étamées qu'on les ſuppoſe, il y a toujours mille & mille pores imperceptibles qui donnent accès juſqu'au cuivre, aux liquides gras & acidules qui y ſéjournent pluſieurs heures, à moins que les couches d'étamage ne ſoient faites d'un étain bien pur & ſurchargées comme dans les caffetières du levant. Il eſt encore bien eſſentiel d'obſerver que l'huile développe bien davantage le cuivre lorſqu'elle ne fait que ſéjourner ſur ce métal à une chaleur douce que lorſqu'elle y éprouve une ébullition paſſagère. Elle prend une couleur de verd bleu aſſez foncée.

Il eſt donc évident que les cuiſiniers qui laiſſent ſéjourner leurs ragoûts dans les caſſeroles ſur un feu doux, pour les entretenir chauds juſqu'au moment du ſervice, prennent un moyen aſſuré pour impregner les alimens d'une plus grande quantité de verd-de-gris. On doit donc, pour éviter ce danger, verſer les ragoûts dans des plats d'argent ou de terre, ou de fayance, & les mettre dans une grande étuve pour les conſerver chauds, comme cela ſe pratique dans les nombreuſes communautés. Remarquons en outre, que ſi l'huile qui eſt devenue verte par ſon action lente ſur le cuivre ou ſur le verd-de-gris, vient enſuite à bouillir, elle acquiert une couleur rougeâtre comme celle du cuivre rouge ; ce qui n'eſt pas ſurprenant. Car le cuivre qui a été diſſout lentement dans l'huile & qui l'a teint en verd, ſe révivifie par l'ébullition au moyen du phlogiſtique abondant dans lequel

quel il nage. Il en peut résulter, comme on l'apperçoit aisément, de grands inconvéniens dans l'usage des ustensiles de cuisine. 1°. Les molécules de verd-de-gris révivifiées ayant perdu leur couleur verte, ne sont plus reconnoissables, & on ne peut s'en défier. 2°. En passant ainsi dans le corps avec les alimens, elles peuvent s'y dissoudre de nouveau & faire d'autant plus de mal, que les graisses chargées de cuivre contiennent davantage de cette substance. Ce que nous avançons à cet égard, n'est ni conjecture ni l'effet de la prévention, mais un fait appuyé sur l'observation qui doit toujours être la boussole du Médecin prudent & éclairé.

J'ai ramassé de cette substance cuivreuse qui avoit pris en bouillant dans un corps gras, une couleur rouge, de verte qu'elle étoit auparavant. J'ai versé dessus de l'acide de vinaigre très doux & distilé. Il n'a paru d'abord opérer aucun effet ſur la ſubſtance rouge cuivreuſe ; mais environ deux jours après, la couleur rouge s'eſt trouvée changée en une couleur verte des plus belles. Par conſéquent, cette même ſubſtance cuivreuſe révivifiée en rouge dans les caſſeroles par les fortes ébullitions, & mêlée aux alimens ſe convertira également en verd-de-gris dans les premières voies, en conſéquence de l'action des ſucs aigrelets qui exiſtent naturellement dans l'eſtomac & du mêlange de toute ſorte d'alimens acides que l'on prend dans un repas, & plus encore par les vins, les fruits, & autres végétaux par le vinaigre, le jus de citron, &c. qui ſervent ſouvent à relever la fadeur des autres alimens. Eſt-ce à tort que je m'élève conjointement avec des Médecins célèbres & vrais amis des hommes, que j'ai déja cité, contre les dangers que l'on court en ſe ſervant habituellement de cuivre pour la préparation des alimens & de tout ce qui peut y avoir rapport. Mais comme les yeux ne ſont point encore ouverts ſur cette vérité, & que l'on ne s'occupe point des meſures convenables pour garantir des effets vénéneux du cuivre, continuons de propoſer les moyens d'y remédier.

§. IX.

Nouvelle eſpèce de baume de ſoufre plus utile que les autres, & qui n'a pas leurs inconvéniens.

Il a été prouvé par notre dernier procédé, que le baume de ſoufre térébenthiné étoit très propre à combattre les mauvais effets du verd-de-gris diſſout par un menſtrue gras ; mais comme ce baume a une très mauvaiſe odeur, nous avons cherché s'il ne feroit pas poſſible d'en compoſer un moins déſagréable qui pût y ſuppléer.

L'huile d'olive nous à paru propre à remplir cette vue. J'ai en conséquence examiné son action sur le soufre. J'ai mis dans un matras dix à douze grains de fleurs de soufre, & demi-once d'huile, & j'ai exposé le tout à l'action du feu en l'agitant continuellement. Le soufre s'y est fondu parfaitement, sans que l'huile ait presque changé de couleur ni d'odeur ni de saveur. Mais le soufre se précipitoit par le réfroidissement. Pour remédier à cet inconvénient, j'ai cru qu'il suffiroit de rendre l'huile un peu savonneuse afin de lui donner plus de prise sur le soufre. J'ai donc mis un peu de savon rapé, & j'ai fait bouillir le tout, ce qui a réussi parfaitement & conformément à mes vues. Le soufre s'est fondu & incorporé si intimement avec l'huile, qu'il ne s'en est plus séparé ni à chaud ni à froid. Le mêlange s'est fort épaissi en réfroidissant, mais en y ajoutant de la nouvelle huile d'olive, je lui ai donné facilement tel dégré de fluidité que j'ai jugé à propos.

J'ai mêlé de ce baume avec de l'huile d'olive chargée de verd-de-gris & très verte. En agitant le mêlange, cette dernière a perdu entièrement & promptement sa couleur. Je craignois d'abord que l'huile verte ne perdît ainsi sa couleur, que parce que la couleur rougeâtre du baume de soufre dominoit. Mais après avoir fait de nouveaux mêlanges & les avoir examiné avec beaucoup d'attention, je me suis assuré que l'huile verte ne perdoit en effet sa couleur que parce que le cuivre qu'elle contenoit s'unissoit au soufre en solution. On voyoit même parfaitement l'huile verte devenir blanche & claire à mesure que son cuivre se portoit sur le soufre. Ce rapport précieux nous met en possession d'un remède assuré contre les mauvais effets du verd-de-gris dissous dans les corps gras & passé sous cette forme dans l'économie animale. Il est donc suffisant, dans ce genre d'empoisonnement, de faire avaler du baume de soufre préparé de la manière que j'indique, en différente quantité & à plusieurs reprises étendu dans un peu d'huile d'olive chaude; on pourroit également le donner en bols & faire boire par dessus de l'huile d'olive pure & chaude qui dissoudroit parfaitement le baume dans l'estomac, & le mettroit en état d'agir contre les parties véneneuses du verd-de-gris uni aux graisses. Ce remède attaquera non-seulement les parcelles cuivreuses qui seront dans les premières voies, mais encore celles qui auront pénétré jusque dans les endroits les plus reculés du corps en s'y insinuant lui-même, & remédiera à une infinité de désordres occasionnés par les atomes véneneux du cuivre, quand même ils y seroient passés depuis long-tems avec les ſucs chyleux des alimens préparés dans le cuivre.

§. X.

Utilité des hepars ſulphuris *contre le verd-de-gris diſſous par des ſubſtances graſſes.*

LES baumes de ſoufre ſont de véritables contre-poiſons du verd-de-gris diſſous dans les corps gras; mais les malades ne les prennent intérieurement qu'avec une extrême répugnance même de la manière dont je les propoſe. Ne peut-on pas leur ſubſtituer d'autres contre-poiſons auſſi efficaces & plus faciles à adminiſtrer, examinons de quelle reſſource ſeroient dans cette circonſtance les *hepars ſulphuris.*

Pour m'aſſurer de leur effet, j'ai mêlé des *hepars ſulphuris* liquides & chauds avec de l'huile fortement chargée de verd-de-gris, très verte & légèrement chaude. j'ai agité le mêlange, & l'huile verte a perdu en peu de tems toute sa couleur. Il s'y est formé une substance savonneuse blanchâtre, qui a surnagé le liquide ; ces phénomènes annoncent que la partie vénéneuse du verd-de-gris s'est portée sur le soufre de l'*hepar* & la partie huileuse sur les substances alkalines. Ainsi, on peut donner avec succès de ces *hepars*, soit liquides, soit en bols, en observant de faire boire par dessus les bols de l'eau bien chaude & très pure. Ils détruiront sûrement l'action corrosive de ce verd-de-gris dans les intestins. Car, la même manière d'agir s'y exécutera à peu de chose près que dans un vaisseau, surtout si l'on fait avec les mains sur l'estomac & sur les intestins des compressions molles & alternatives, qui forceront les liquides pourvus de rapport entre eux, à dégager & à décomposer les parties vénéneuſes qui ſeroient fixées dans les pores des inteſtins. Il ne ſera plus queſtion enſuite que d'expulſer hors du corps les parties hétérogênes qui ſeront flottantes dans les entrailles. L'on mettra enſuite les malades aux nourritures laiteuſes & adoucissantes.

§. XI.

Manière d'attaquer le verd-de gris diſſous par un alkali. Utilité des hepars.

POUR ne rien laiſſer à deſirer ſur cette matière, je dois dire un mot des moyens d'arrêter les progrès du verd-de-gris diſſous par un alkali. Ils ſont, ſur-tout, néceſſaires après un trop grand uſage de ces ſels pris dans l'intention de corriger l'action, du verd-de-gris que l'on auroit avalé en ſubſtance; ces moyens doivent être choiſis parmi les *hepars* & les ſolutions acéto-martiales. Mais le remède que nous recommandons de préférence, eſt l'*hepar calcaire*, qui, dans cette circonſtance, a plus d'action ſur le cuivre que l'*hepar alkalin*. La raiſon en eſt facile à ſaiſir. Les parties calcaires ont moins d'affinité avec le ſoufre que les alkalis, par conſéquent elles l'abandonnent plus facilement à la rencontre des parties cuivreuſes qui s'uniſſent alors intimement au ſoufre, & ſe précipitent avec lui, au lieu que la ſubſtance ſaline de l'*hepar* alkalin, ajoutée & mêlée dans une ſolution cuivreuſe alkaline, tient en ſolution quelques unes de ces parcelles métalliques, qui, ſans cela, ſe feroient unies au ſoufre. L'*hepar* calcaire doit donc être préféré à l'*hepar* alkalin pour opérer la décompoſition des ſolutions cuivreuſes faites par des alkalis. Nous avons vu que celui-ci, au contraire, avoit plus d'action que l'*hepar* calcaire ſur les ſolutions cuivreuſes chargées d'acide.

ARTICLE II.

Application méthodique des moyens curatifs proposés contre l'action vénéneuse du verd-de-gris.

APRÈS avoir exposé d'une manière générale les remèdes que l'on peut employer contre l'action corrosive du verd-de-gris, nous croyons devoir placer ici l'ordre que l'on doit suivre dans le traitement des malades qui en éprouvent les mauvais effets. Nous parlons ici principalement du verd-de-gris pris en substance. Les variations qu'éxigent les autres formes sous lesquelles il peut être pris, sont faciles à concevoir d'après ce que nous en avons dit.

§ PREMIER.

Ce qu'il faut faire dans les premiers inſtans de l'empoiſonnement.

S'il y a peu de tems que le verd-de-gris eſt avalé, il faut adminiſtrer dans les premiers inſtants les vomitifs, même les *mochliques*, afin d'emporter, par de fortes ſecouſſes, la majeure partie du poiſon. On fait boire, après les premiers vomiſſemens, de l'eau pure, froide & en grande abondance, pour entretenir le ton de la fibre & pour éviter toute agitation dans les liquides qu'une boiſſon chaude occaſionneroit. Les malades rendent par le vomiſſement ce liquide à meſure qu'ils l'avalent, ou preſque auſſi-tôt après, par un effet de la propriété vomitive du verd-de-gris. Il eſt à propos de rendre l'eau légèrement alkaliſée, tant afin de neutraliſer la portion acide du verd-de-gris, que pour en diſſoudre les parcelles les plus fines qui pourroient être reſtées engagées dans les pores de la tunique interne de l'eſtomac & des inteſtins.

§. II.

Uſage de l'eau aiguiſée d'alkali fixe, même d'alkali volatil.

L'EAU alkaliſée a l'avantage de rendre les parcelles du verd-de-gris plus propres à admettre la combinaiſon avec le ſoufre des *hepars*. L'alkali volatil paroît mériter la préférence, à cauſe de la rapidité avec laquelle il diſſout le verdet à froid. S'il arrive que l'on ne trouve point ſur-le-champ d'alkali volatil, il eſt facile de s'en procurer promptement, en faiſant fondre du ſel ammoniac dans de l'eau, où l'on ajoutera un akali ſain fixe, l'on ſe ſervira enſuite avec ſuccès des *hepars*. L'*hepar* calcaire s'employera préférablement aux autres, sur-tout, si on a fait préalablement usage de l'alkali volatil. J'en ai déduit les raisons plus haut.

§. III.

Ce qu'il faut faire lorsque le verd-de-gris a séjourné long-tems dans le corps.

SI l'on est obligé de combattre l'action du verd-de-gris, lorsqu'il a séjourné dans le corps humain, il est indispensable de suivre une autre route. Dans ce dernier cas, il faut faire prendre au malade beaucoup d'*hepar sulphuris*, soit calcaire, soit alkalin simple, soit alkalin martial fort étendu dans l'eau chaude, la dose est d'environ un gros par pinte. L'on peut y ajouter du sucre pour en corriger la mauvaise saveur. Si le malade oppose trop de répugnance à employer les *hepars* en ſolution, on les donnera en bols d'environ ſix grains pour chaque priſe que l'on réitérera à chaque demi-heure & même plus ſouvent, ſelon l'urgence des cas. On fera boire immédiatement après, un verre d'eau chaude & ſucrée ; ce que l'on continuera juſqu'à la ceſſation des accidens. Si cependant l'on ſoupçonnoit encore quelques parties cuivreuſes non-diſſoutes dans les entrailles, & qui n'euſſent pas été emportées par les vomiſſemens, il faudroit recourir aux moyens propres à les ſoumettre à l'action du ſoufre, l'eau alkaliſée eſt le moyen que j'ai jugé le plus convenable, ſur-tout ſi elle eſt légèrement imprégnée d'alkali volatil. On en donnera donc abondamment pour paſſer enſuite aux *hepars* qui détruiront l'action vénéneuſe des parcelles de cuivre à meſure qu'elles feront diſſoutes, même l'*hepar* alkalin. Car, quoique la ſubſtance alkalino-ſaline retienne quelques parcelles cuivreuſes en ſolution, ainſi que je l'ai déja obſervé, cependant par de nouvelles additions de ce même *hepar*, les parties ſulphureuſes deviennent dominantes, & abſorbent enfin tout le cuivre de la ſolution alkaline qui perd entièrement la couleur bleue qu'elle avoit priſe, ainſi que ſa ſaveur cuivreuſe.

§. IV.

Uſage des boiſſons acidules.

TOUS ces faits qui ſont les réſultats de mes expériences prouvent combien le ſoufre en ſolution a de tendance à ſe combiner avec le cuivre, & qu'il a la propriété très eſſentielle à remarquer, de ſouſtraire aux ſolutions alkalines toutes les parcelles de cuivre qui y ſont diſſoutes. Cette circonſtance particulière peut devenir intéreſſante par l'application que la médecine ne ſaura faire en faveur des malades (*a*).

(*a*) Les alkalis ſalins fixes & volatils ayant la propriété d'atténuer & de développer conſidérablement les parties ærugineuſes du verd-de-gris, il ſembleroit qu'ils devroient en augmenter le danger. Mais on doit conſidérer que ces ſubſtances alkalines ayant auſſi le pouvoir d'abſorber l'acide végétal du verdet, ils doivent en devenir le correctif juſqu'à un certain point, ils rendent même le cuivre, dans de certaines circonſtances, propre contre quelques maladies; c'eſt ce qu'une longue expérience a prouvé à beaucoup de praticiens, car j'ai employé nombre de fois avec ſuccès, la teinture antirachitique, recommandée par M. Helvetius. On ſait que ce bon remède eſt fait avec le vitriol cuivreux de Chypre, combiné par la fuſion avec le ſel ammoniac, & développé enſuite par l'eſprit volatil alkalin ammoniacal.

Les alkalis ne ſont pas les ſeules ſubſtances que l'on puiſſe employer

---

J'ai remarqué que pendant que ſe faiſoit cette opération, il s'élevoit des vapeurs d'acide marin, occaſionnées par le tranſport de l'acide du vitriol ſur la baſe alkalino-volatile du ſel ammoniac. La partie cuivreuſe ſe trouve donc déjà par-là unie en quelque ſorte à un alkali volatil ; car il ne s'évapore aucun veſtige de cette ſubſtance alkalino-volatile pendant l'opération. On tire enſuite avec de l'eſprit de vin, une belle teinture verte de la maſſe reſtante, qui eſt compoſée de cuivre & d'un alkali volatil, dont une partie eſt unie à un acide marin, & l'autre avec de l'acide vitriolique qui s'y étoit porté pendant la calcination.

Quoique M. Helvetius ait employé cette teinture cuivreuſe verte, je n'ai pu me réſoudre à le faire qu'après y avoir ajouté abondamment de l'alkali volatil, dans l'intention de fournir plus de correctif au cuivre, & d'empêcher l'acide des premières voies, de le rapprocher de l'état de verdet. M. Helvetius convient

utilement pour ſoumettre les parties cuivreuſes à l'action du ſoufre des *hepars*, on obtient le même avantage des acidules ſi l'on ſçait

---

qu'en effet l'addition d'un alkali volatil qui rend cette teinture bleue, lui donne auſſi plus de vertu. J'y employois de préférence celui de corne de cerf. Par ce moyen, j'obtenois une teinture bleue où l'alkali volatil dominoit. J'ai preſcrit cette teinture nombre de fois, & avec ſuccès contre le rachitis, contre l'engorgement des glandes du méſentère auquel les enfans ſont ſi ſujets, & qui produit chez eux la maladie que l'on nomme *careau* ou gros-ventre, ſans en avoir jamais remarqué aucun mauvais effet. M. Helvetius aſſure que ce remède lui a réuſſi également dans le cours d'une longue pratique (*a*), & *que rien ne lui a paru agir auſſi promptement & auſſi efficacement.* Ce remède veut cependant être dirigé avec beaucoup de prudence.

(*a*) Tom. II de ſon Traité des Maladies, pag. 360.

en faire une juſte application. En ſuppoſant donc qu'il reſte des molécules cuivreuſes dans les membranes des inteſtins, quoique l'on ait employé les premiers moyens

---

Voilà donc l'effet de l'alkali volatil ſur le cuivre que je propoſe contre le poiſon du verd-de-gris bien juſtifié. Ce n'eſt cependant pas ſous ce ſeul point de vue que je le conſeille pour combattre les effets vénéneux du verdet pris intérieurement. C'eſt particulièrement à fin de mettre ſous une forme liquide les parcelles en maſſe de ce poiſon ærugineux qui ſe ſeroient fixées ſur la tunique graſtrique ou inteſtinale, & afin de les ſoumettre par-là à l'action décompoſante de l'*hepar ſulphuris*. Les alkalis fixes que l'on peut employer pour le même effet, au défaut des volatils, n'ont pas plus d'inconvénient, ſinon celui de diſſoudre moins promptement, & plus imparfaitement les parcelles ærugineuſes du verdet, & de rendre par-là les *hepars* moins puiſſants contre ce poiſon.

pour les enlever, comme les *mochliques* les *correctifs de rapport*, &c. on peut faire boire aux malades des jus de citron, de groseille, de verjus, même du vinaigre commun ou distillé, étendus dans un peu d'eau, car il ne faut pas les trop affoiblir, autrement ils n'agiroient pas comme dissolvants. Peu de temps après on donnera des *hepars* liquides afin d'opérer la décomposition de la solution acide des parcelles cuivreuses, & de les mettre hors d'état de nuire au moyen de leur union avec le soufre. Sans l'administration des *hepars*, il est évident que le vinaigre & les autres acides formant avec le cuivre ærugineux une solution très vénéneuse, les effets en seroient pernicieux.

§. V.

Comment on doit terminer le traitement pour obtenir une guériſon complette.

LORSQUE les principaux accidens de l'empoiſonnement ſont diſſipés, il faut s'occuper d'évacuer par des doux minoratifs, les dépôts formés dans les premières voies, par les décompoſitions du verd-de-gris & des *hepars*. On doit mettre enſuite les malades à l'uſage des alimens doux ou laiteux pour toute nourriture, au moins pendant quelques-tems. Si les douleurs occaſionnées par le poiſon du verdet ſont conſidérables, & les ſpaſmes violens, on ne peut ſe diſpenſer d'employer un traitement antiphlogiſtique dirigé avec prudence, en même-tems que l'on continue de faire uſage des correctifs antivénéneux. Le plan curatif propoſé contre les empoiſonnemens cauſés par l'arſenic, offre des moyens qui peuvent auſſi trouver ici leur application.

S'il reſte des tremblemens après la guériſon, comme il arrive ſouvent, on doit faire faire uſage aux malades des eaux thermales ſulphureuſes, tant en bains & en douches qu'en boiſſon. J'en ai vu d'heureux effets ſur un malade que j'avois envoyé à Bourbonne. Il avoit été empoiſonné en mangeant du poiſſon cuit dans du cuivre. Après la guériſon des premiers accidens, il lui étoit reſté un tremblement par paroxyſmes, qui ſuccédoit à de violentes douleurs de jambes; ces douleurs lui ſurvenoient de tems à autre, & le rendoient impotent pendant plus ou moins long-tems; les eaux de Bourbonne ont achevé ſa guériſon.

Quoique j'aie employé avec ſuccès la plupart des moyens que je propoſe contre les poiſons cuivreux, il y a nombre de circonſtances qui exigent des modifications auxquelles on ne peut donner d'autres loix que la prudence du Médecin éclairé par état, & instruit de toutes les parties, & de toutes les ressources de sa profession ; il est en quelque sorte familiarisé avec la nature, & n'est point embarrassé lorsqu'il faut en venir aux prises avec les maux qui affligent l'humanité.

Fin de la troisième Partie, & du premier Volume.

www.ingramcontent.com/pod-product-compliance
Lightning Source LLC
LaVergne TN
LVHW010128230826
846091LV00001BA/175

9782329510798